新解釈 脳の仕組み
サービス・ロボットのための擬脳回路理論

野 村　博

養 賢 堂

まえがき

　本書は、人工知能（AI）の本来の意味に向き合い、脳の仕組みを解明するために、生物の進化とニューロン・モデルにこだわった著者独自の研究成果をまとめたものである。障害者や高齢者に寄り添う、介護や介助を目的としたサービス・ロボットの実現には、ロボットの脳にあたるデバイスを安価で供給しなければならない。そこで、脳の構造を解剖学の立場から解説する文献を調べ、脳神経回路網を構成する各ニューロンを単純な電子回路に置き換えることを試みた。

　ニューロン・モデルといえば、ヘッブの法則を基礎としたシナプス結合度学習型が世間では一般的である。しかし、ヘッブの法則に残る数々の疑問点や矛盾点は放置されたまま、その応用技術ばかりが先行している。そこで、もう一度原点に立ち返り、新たなニューロン・モデルの模索から始めた。シナプス結合度を固定すると、従来モデルに比べて自由度が大幅に減り、できることは限定される。しかし、脳の仕組みを考える上では、こちらの方が何をやっているかを想像し易い。

　脳科学に関する数々の教科書にあるように、小脳や海馬など、脳の各器官はそれぞれ特徴的な構造をしている。合目的的進化説によると、このように脳の各器官がそれぞれ異なる構造であるからには、そのように進化しなければならなかった理由が必ず存在するはずだ。このニューロンやこのシナプスは何のために存在しているのか。脳の進化における究極的な目的は何だったのか。このような問題意識が、脳の仕組み解明のヒントを私たちに与えてくれるかもしれない。

　新たなニューロン・モデルの導入によって小脳に出現した機能は、危険を避けることに特化した「回避学習」であった。過去の経験に倣って行動し、問題があれば行動様式を変え、その結果問題が解消されれば、これを新たな成功体験として学習する。これを繰り返すと、この問題が徐々に発生しなくなることは容易に想像できるだろう。対象が筋肉であれば「運動の制御」となり、大脳

まえがき

であれば「判断」となる。

　一方、海馬に出現した機能は、「検索」と「認識」であった。従来からいわれていた短期記憶にかかわる機能は、残念ながら現れていない。テンプレート・マッチングを応用した一般的な機械学習では、多くの猫に共通する特徴によって猫を認識するが、ここでは猫の特徴から猫以外の特徴を取り除き、残った特徴によって猫を認識する。疑わしきは猫と判断しながら、徐々に本当の猫を絞り込み、猫と猫以外の境界を見極めるのだ。危険の回避を最優先に考えれば、安全が確認されるまでは危険と判断した方が良く、安全と危険の境界が認識できれば、境界のすぐ外側でも安全は確保されるので効率的に行動できる。

　この、海馬による独特な認識機能は、小脳の回避学習に対して極めて相性が良い。危険を避けるという目的においては、最も危険な場所をピンポイントで示されるより、危険を範囲で把握できた方があり難いからだ。天敵が多い環境でしぶとく生きる場合などに有利であったと考えられる。また、扁桃体や大脳基底核から小脳や海馬の機能を補佐する仕組みが出現し、副次的に快／不快の仕分け機能や連続動作の企画機能も現れた。さらに、網膜と大脳皮質の連携により、忍び寄る天敵の存在を素早く察知する仕組みが出現した。これらの事実から、脳の各器官は、厳しい生存競争を生き抜くという目的に向かって、同時並行に進化したと断言しても良さそうだ。

　短期的な最大利益の追求など、金持ちになるためのツールとして AI に関心を寄せているのであれば、本書は何の役にも立たない。しかし、危険を避け、周囲に不快感を与えない AI を開発したければ、本書で紹介した脳の仕組みは大いに参考になるだろう。人間社会に馴染む、安全なサービス・ロボットの実現は、高等数学に基づく高度なアルゴリズムではなく、このような研究の延長線上において初めて可能になると私は信じている。

2018 年 1 月　著者

目　　次

まえがき i

序章　サービス・ロボットと AI　　　1
　最適解に潜む「虚」と「実」 2
　ロボットの事故は、誰の責任？ 5
　グラニット博士の危惧 7
　医師とエンジニアのハーモニー 9
　参考文献 11

第一章　ニューロン・モデルを再考する　　　13
　結合度学習型ニューロン・モデル 14
　内部電位変動型ニューロン・モデル 18
　残留電位 V_Δ、ベース電位 V_B、修飾効果 V_D 22
　参考文献 24

第二章　擬小脳回路　　　25
　小脳に関するこれまでの常識 26
　ハッシュ-ラッチ・モデル 29
　「赤信号」は「進め」のサイン？ 38
　本物の小脳に匹敵する「1チップ小脳」 41
　小脳回路を動かしてみてわかったこと 42
　学習を妨げる「過保護と放任」 44
　参考文献 46

第三章　擬大脳基底核回路　　　47
　小脳の致命的な欠陥 48
　大脳基底核はノイズ除去フィルター 48

iii

目　次

　　この複雑さはグルタミン酸性ニューロンのせい 51
　　小脳との連携①：運動安定化 57
　　小脳との連携②：行動の企画 59
　　体部位再現説がないと、筋肉は動かない 61
　　参考文献 64

第四章　擬扁桃体回路　　65
　　扁桃体の本業はバーストの発生 66
　　意識したとき、何かを記憶する 71
　　バーストが止まらない 72
　　扁桃体を構成する各ニューロンの特性 79
　　参考文献 82

第五章　擬海馬回路　　83
　　猫の定義は、猫っぽいが猫以外の動物でないこと 84
　　死滅ニューロンと新生ニューロン 88
　　AIも夢を見る 89
　　認識率と捕捉率 91
　　参考文献 96

第六章　擬網膜回路　　97
　　眼球や網膜の特徴 98
　　桿体視細胞が描くデッサン画 100
　　錐体視細胞が描く水彩画 106
　　参考文献 112

第七章　擬大脳皮質回路　　113
　　大脳皮質の特徴 114
　　エングラムはどこに 117
　　変化と不変化の抽出 120
　　ハッシュ回路 121
　　小脳は経験に学び、大脳は歴史に学ぶ 122

第八章　まとめ　125
- 全ては小脳のために...126
- 無難を好む AI...127
- 強欲な AI、無欲な AI...130
- 真のサービス・ロボットとは...131
- この AI が作る未来...133

あ と が き　139

序章

サービス・ロボットと AI

　「回避学習」が本書を貫くもう 1 つのテーマである。
　たとえば、落ちないドローンの運動制御について考えてみよう。教師学習では、想定されるすべての〔状況〕に対して、それぞれ最適な動作を学習させなければならない。無風の場合もあれば毎秒 10 メートルを超える強風が吹いている場合もあるだろう。風向きだって様々だ。想定される状況は、全部で何通り用意すれば十分だろうか。実際に飛ばす前にやらなければならない学習のための作業量は膨大である。しかし、ここまでやってもまだ、すべてを網羅できたと断言するには程遠く、「漏れはないか」という不安が永遠に解消されることはない。そして、新たな項目が 1 つ増えれば、学習の手間がさらに何倍にも増えてしまう。
　一方、回避学習では、回避すべき〔事態〕を網羅する必要がある。しかし、良く考えてみればわかるだろうが、その事態は「落下」の 1 つだけで十分だ。下向きに一定以上の加速度が発生する事態だけを考慮すればよい。あとは様々な状況を経験させるだけで、いずれ落下しなくなるだろう。二足歩行ロボットであれば「転倒」だし、完全自動運転車であれば「衝突」である。
　想定すべき〔状況〕に比べ、回避すべき〔事態〕は圧倒的に少ない。これは、学習の場がパソコンの中から現実のフィールドへ移行し、特殊技術をもつエンジニアでなくとも、誰にでもできる簡単な作業へと変わることを意味している。この回避学習が、サービス・ロボットなど、自律移動機器の制御技術に革命をもたらすことを期待している。

最適解に潜む「虚」と「実」

　パーソナル・コンピューターが普及し始めた 1980 年頃から、それまでは主に線形問題の解法に使われていた最小二乗法が、非線形問題に対しても使われるようになってきた。ここでいう最小二乗法とは、モデル式から得られる理論値と実験値を比較し、そのモデル式に含まれる各パラメータを推定する数学的手法である。具体的には、両者の重なり具合を示す評価関数を定義し、この評価関数が最小となる条件を探す。この目的から見れば、評価関数は理論値と実験値との差分をすべて足し合わせたものでも良いように思えるが、差分にはプラスとマイナスがあることから、差分の二乗和が用いられた。最小二乗法と呼ばれる所以である。モデル式が線形方程式、あるいは変数変換によって線形方程式に変形できれば、ほとんどの場合、逆行列を解く要領で解析的に瞬時に求めることができる。しかし、非線形方程式に対してはこのような手法が使えないため、パラメータを変えて試行錯誤を繰り返し、徐々に最適解へ近づける探索法が採られた。これを一般には「最適化問題」と呼ぶ。谷底へ向かってボールが転がるように、斜面の傾きを頼りに最低地点を探査する、「最急降下法」が最も一般的であろう。しかし、この方法は、斜面が概ね緩やかな条件には有効だが、そうでない場合には探査の途中で局所的な窪地にはまり、最低地点には辿り着けない事態にしばしば陥る。このような事態を避けるとともに、より広範な適用を目指し、様々な最適化アルゴリズムが研究された。シミュレーテッド・アニーリング（焼きなまし法）も、そのような最適化アルゴリズムの 1 つである。また、これを高速に行うハードウエアが、既に商用化された量子アニーリング方式の量子コンピューターである [1]。

　1949 年にドナルド・ヘッブ博士が「シナプス結合度は学習によって変化する。」という有名な仮説を発表した [2]。このヘッブの法則によれば、学習の過程でシナプス結合度は徐々に変化し、ある値に収束することで学習が成立する。このシナプス結合度を決定すべきパラメータとすれば、ここでの学習プロセスは、上述の最適化問題と同一であることに気付くだろう。こうして、それまで最適化アルゴリズムの開発に取り組んでいた情報工学の研究者たちが、一斉に俄か脳科学者に転身したのである。その証拠に、AI 技術の解説書には、以前の名残

である「最適化」や「最適解」という単語が盛んに出てくる。

1956年から始まる第1次AIブームは、「AIが人と意味のある会話をできるようになる。」という壮大な夢の実現がまさに目前であるかのように喧伝され広まっていった。しかし、現在においてもそのようなAIはできていない。結局のところ、18年も続いたこの第1次AIブームは、研究成果よりも、サイバネティクスに批判的な異端者を学会から一掃することに大きく貢献したようだ。

1980年、専門家の意思決定をコンピューター上で倣うエキスパート・システムが、世界中の企業で採用されるようになり、第2次AIブームが始まった。このとき、音声合成、音声認識、文字認識、機械翻訳、ファジイ推論など、現在でも有用な数々の技術が成功を収め、コンピューター・チェスが世界チャンピオンを脅かすまでに進歩した。しかし、これらの成功でも世間が期待するAIとの差を埋めることはできなかった。今では、これらの技術をAIと呼ぶ人はいない。そしてブームが去り、再びAI冬の時代に突入する。

2008年、ディープ・ラーニングが登場するとAI研究は再び息を吹き返し、現在の第3次ブームが幕を開けた。第2次と第3次の違いは、一見すると文字が猫の画像に代わっただけのように思えるかもしれない。しかし、今回のAIは知能レベルが以前のものとは全く違っていた。人間にはもはや太刀打ちできないほどの強力な知能を獲得したことから、2045年にはAIが人間の知能を超え、人間がAIに支配される時代の到来を世に知らしめた[3)]。このように、三度のAIブームを経て、AIは、人間のような知性をもつ機械から、極めて高い確率で正答を導き出す超高度な最適化アルゴリズムへと変わり、それとともに、人間の能力を超えることが、AIと呼ばれるために必要不可欠な条件となったのである。

ところで、最適化や最適解とは一体何であろうか。

例えば、最小の投資で最大の利益を得ることを「最適投資」と呼ぶだろう。また、決められた時間内に、最小の生産設備と生産コストで、最も多くの製品を造り出す工場を「最適工場」と呼ぶだろう。つまり、最適化とは、効率を追求する手段である。または、「効率」を「ハイリターン」に置き換えても良い。ここまでいえば、最適化はハイリターンを追求する手段だから、ハイリスクを覚悟しなければならないのは必然だ、と気付く人もいるだろう。しかし、リス

クを回避した上で、ハイリターンを追求する方法が全くないわけではない。限定された情報下では想定を超えた事態に対応できない。これがリスクの根本原因だから、想定外が皆無なほどにあらゆる情報が手元に揃っていれば、そこでの最適解にリスクは理論的に存在しない。

ところが、この考えは全くの非現実的な空論であった。あらゆる情報を瞬時に入手し、それらをすべて使って最適解を探索することは、以下の理由から理論的に不可能だからだ。そもそもどの情報を入手するかは事前に人が決めるものだから、人の想定を超えた情報の入手など絶対にあり得ない。仮にあらゆる情報を入手できたとしても、これらを使った最適化には無限の時間が必要で現実的ではない。処理時間を抑えるために結果に影響を与える情報だけを選別して使うにも、そのような選別には無限の時間が必要となり、これも現実的ではない。そんなことができるのは神様だけだ。これは、1969年にジョン・マッカーシー博士とパトリック・ヘイズ博士が指摘した「フレーム問題」そのものである[4]。つまり、AI研究における究極の課題といわれる「フレーム問題」は、単に「ハイリスク、ハイリターン」を別の言葉で言い換えただけのことだったのだ。本質的には全く同じことを指している。近頃は「フレーム問題はディープ・ラーニングで解決できる。」との専門家の意見も聞かれるが、このような主張は、ディープ・ラーニングによって、「ハイリスク、ハイリターン」が間違いであることを証明できてからにした方が良いだろう。

ここ数年、センサー技術の低価格化により、様々なセンサー情報がこれまでに比べて格段に入手し易くなった。それでも実際に入手できる情報は、全体から見ればほんの一部分に過ぎない。このような限られた情報の下では、一時的には良くても、長く続ければ必ず悲惨な結果を招く。株式相場などで語られる数々の失敗談は、その典型例といえるだろう。一度くらいは人生を掛けた大勝負に出るのも良いかもしれない。しかし、いつまでもこのような博打を繰り返せば、いずれ必ず破産する。また、進化論でも同じことがいえる。ダーウィンは、彼の著書『種の起源』の第四章で、「強い者が生き残るのではない。環境に適応できた者が生き残るのだ。」と主張した[5]。しかし、最新の進化生物学では、「環境に最も適応した生物ほど、早く絶滅する。」といわれている。最適進化は一時的な大繁栄をもたらすが、同時に危機を深刻化させてしまうからだ。草原

に適応した馬は足の指が1本に進化した。このため、馬の子孫は絶対に物を掴めるようにならない。もし草原が湿地に変われば、馬の子孫は生き残れないだろう。洪水に見舞われたとき、木に掴まって危機をやり過ごすこともできないのだ。人と長く関わり続けることを想定したAIに、「ハイリスク、ハイリターン」はどう考えても相応しいとは思えない。ここで大切なのは、「効率」ではなく、「安全」だからだ。

ロボットの事故は、誰の責任？

　サービス・ロボットなどの自律移動機器の制御にAIの適用が期待されているが、この自律移動機器が原因で発生した、事故や損害に対する責任の所在が明確になっていないことは、将来のAI普及に暗雲をもたらすだろう。一般的な工業製品では、PL法（製造物責任法）によって製造元の責任が明確に規定されている。しかし、AI搭載の自律移動機器にこのPL法を適用すると、製造元の責任があまりに重く広範にわたるため、ビジネス自体が成り立たなくなってしまう。これは極めて深刻な問題である。テレビのニュース報道によると、経済産業省などではメーカー側の減責や免責を認めるような議論が行われていると聞くが、これは消費者の権利を著しく損なう恐れがあり、真に国民のための法改正とはいえないだろう。また、「AIを搭載した自動運転車の方が、確率論的には人間が運転するよりも遥かに事故は少ない。」などという専門家のコメントも、大衆をミスリードしてしまう可能性が高いポジション・トークではないだろうか。物理理論に基づいていない現象では、ごくまれな事象にあたる分布の裾（すそ）が、理想的な正規分布よりもかなり膨らむことが知られている。これを「ファットテール現象」と呼ぶ。たとえば、確率論的には千年に一度とか、1万年に一度の頻度でしか起こり得ない世界的な金融危機が、実際には10年に一度ぐらいの頻度で度々起きている。これはファットテール現象を示す典型的な例の1つといわれている。自動車事故も、物理理論に基づかず、ごくまれな事象であり、ファットテール現象の典型例の1つである。つまり、AIであっても人であっても、ファットテール現象を無視した理想的な確率論から予想される事故率はどちらも極めて低く、ファットテール現象を加味した実際の事故率は

どちらもこれより遥かに高い。よって、AI の方が、人が運転するよりも遥かに安全であるとは決していえないのだ。確率論や統計学のスペシャリストである AI の専門家が、この事実を認識していないはずがない。このような、結論に至るまでの細部に嘘はないが、比較すること自体がそもそも間違っていることを、論理学では「非形式的誤謬(ごびゅう)」と呼ぶ。

　ここで、次の設問を考えてみたい。

〔設問〕　貴方の未成年の息子が運転する自動車が、息子の運転が原因で事故を起こした。誰が責任を負うべきと考えますか？
1）　この息子の産みの親
2）　この息子が通った自動車教習所の教官
3）　この息子の育ての親（自分）

　おそらく、回答者の大多数は（3）の自分だと答えるだろう。民法でも、特別な事情がない限り、(1) や (2) に責任を負わすことはない。しかし、この「息子」を「サービス・ロボット」に置き換えた途端、ほとんどの回答者が答えを(1)に変えてしまうのではないだろうか。現在の PL 法でも、間違いなく（1）のサービス・ロボットの製造元が責任の大半を負うことになる。しかし、このような認識が世論の大勢を占めるうちは、自律移動機器は、販売による利益よりも事故に対する補償費用の方が大幅に上回る可能性が高い。自動車メーカーが、レベル 4 以上の完全自動運転車の販売に及び腰になる理由はここにある。これは完全自動運転車だけの問題ではなく、サービス・ロボットを含むすべての自律移動機器に共通する問題である。それではなぜ、「息子」と「サービス・ロボット」で回答に差が出てしまうのだろうか。
　家庭内で子どもの躾(しつけ)や教育を行ってきたのは、その子どもを育てた親であり、どのような人間に育ったかは、良くも悪くも親である自分に責任があると思っているだろう。だから民法でも、714 条に未成年の子どもの行為に対する社会的責任は親権者である両親にある事が明記されているし、誰もがそのことを納得しているに違いない。そこで、サービス・ロボットに対しても、息子の場合と同様に(3)に責任があることを大衆が納得できれば、責任の問題は解決する。

これは、子どもを育てるのと同じプロセスをサービス・ロボットに対しても経ることで実現できるだろう。最初から役に立つサービス・ロボットをメーカーが提供するのではなく、何もできない状態で提供し、自分の子どものようにお客様に育ててもらう。そうやって、徐々に自分はこのサービス・ロボットの保護者だという自覚をお客様各人にもっていただく。あるいは、自分で育てられない場合は、何かあれば自分に責任がある事を覚悟した上で、信頼できる里親にサービス・ロボットを託し育ててもらう。いずれにしろ、育てるというプロセスを通して、自分に責任があると納得したお客様のみが、このサービス・ロボットの恩恵を受けることができるという考えである。このような、受益者が納得した上で最大の責任をもつ仕組みこそ、自律移動機器の普及には欠かせない社会要件となるだろう。

グラニット博士の危惧

　小説『フランケンシュタイン』にあるように、神経生理学と機械工学や通信工学の統合を目指す「サイバネティクス」、すなわち、生物を超高度な機械と同一視する考えは、19世紀初頭には既に存在し、神秘主義に陥りがちな生理学へ「調整」や「制御」の概念を導入する役割を果たした[6,7]。「フィードバック」などの工学用語が生理学の分野でも普通に使われるようになったのは、明らかにサイバネティクスの功績である。さらに、1950年頃、このサイバネティクスに情報工学も統合させ発展させたのが、ノーバート・ウィーナー博士らであった。これが現在のAI研究の源流にあたる。人間の脳の各機能を、コンピューター・アルゴリズムを実行するアーキテクチャーと対比し考えることで、脳の機械化を目指した。サイバネティクスによると、現実の脳の中でやり取りされるデータやコマンドは、創造主によって規定された書式に従って記述されている。したがって、この書式とエングラム（シナプス可塑性に基づく記憶の実体）の所在さえ明らかになれば、ヒトの記憶を意図的に書き換えることだって可能なはずだ。SF映画などに出てくる、人間の脳と機械の身体をもつサイボーグや、ヘッドギアを被らされた人物の頭上で彼の記憶がモニターに映し出される場面などは、このサイバネティクスの影響を色濃く反映していることがわかるだろ

う。このような数多くのエンターテイメント作品が、サイバネティクスを世の中に浸透させる上で多大な役割を果たし、サイバネティクスはAI研究における唯一の正統な教義へと躍進したのである。その一方で、ウィーナー博士と同時代の研究者の中には、サイバネティクスの隆盛に警笛を鳴らす者もいた。例えば、ラーグナ・グラニット博士（1967年ノーベル医学・生理学賞）は、彼の著書『目的をもつ脳』の中で、サイバネティクスは脳機能の解明をむしろ後退させると指摘し、終生サイバネティクスへの改宗者になることを拒否したことが書かれている[8]。第1次AIブームは、彼にとってのニケーア公会議であったようだ。

　生物における突然変異は、DNAの塩基配列の一部が別の塩基に置き換わることでランダムに発生し、置かれた環境にたまたま適応できた個体が生き残り子孫を残す。これを繰り返すことで生物は徐々に進化すると考えられるが、将来の進化を現時点で正確に予測することはできない。どのような変異体が生き残るかは全くの偶然によると考えられる。ただし、生き残った変異体には、生き残ることができたそれなりの理由が必ず存在する。このため、答えを知っている現在から過去の進化の過程を眺めると、これまでの進化はあたかもある目的に向かって直線的に進行したように見える。これをグラニット博士は「合目的性」とか「合目的的進化」と呼び、この合目的性を脳の進化にもあてはめて考えることを主張した。すなわち、現在最も進化したヒトの脳には、そのような構造に進化しなければならなかった理由が必ずあるはずだ。脳の詳細な構造と、そのような構造に進化しなければならなかった正当な理由を探し出すことが、脳の機能解明には極めて重要であると社会に説いたのである。しかし、サイバネティクスの台頭は、このようなグラニット博士の主張とは全く逆の方向へ社会を誘導した。これが、彼がサイバネティクスを拒否し続けた理由であったと推察される。

　脳の各器官にはそれぞれどのような機能があるか、という視点で解説した文献はあまたあるが、脳の各器官は具体的に何ができるか、という主旨で書かれたものを私は見たことがない。逆に、もしこのような文献が存在していたら、脳と同等なAIは既に実現できていたはずだ。かつては医療行為として脳の部分切除手術が実際に行われ、術後にその患者に現れた異変などから推測するこ

とによって、脳の各器官と機能の関係が徐々に明らかになってきた。ただし、このような外科手術からの知見は、切除によって失われた機能であって、当該器官の実際の機能を断定することはできない。脳の各器官はそれぞれ独立に各機能を分担するのではなく、1つの機能に対して様々な器官が連携して処理にあたっている。したがって、連携の輪の中の1つが失われれば、その機能そのものは失われるが、その事実から当該器官の役割を逆算することはできないのだ。また、エレクトロニクスの進歩により、大脳皮質の活動電位が直接観察できるようになったことも、脳の機能解明に大きく貢献した。しかし、ここでいうところの機能とは、どれも概念を示した抽象語に過ぎない。単に、その抽象的機能と、それに関わる器官を示唆しただけなのだ。

医師とエンジニアのハーモニー

　脳の機能解明は医療と深く結びついた研究行為である。このような人の命に関わる研究においては、不確実な研究成果を安易に発表することは倫理的に問題があると考える人も少なくないだろう。特に、医師がこれを行った場合、患者の命を軽視しているとの誹りは免れない。彼らの多くは、たとえ権威主義者ではなかったとしても、広く支持された先駆者の学説を踏襲せざるを得ず、この枠の外へ踏み出すことは容易ではなかっただろうと推察される。高い使命感をもつ医師ほど、その葛藤は大きかったに違いない。自分の間違った解釈のために患者を危険に晒すことは絶対に避けたい。このように考えない医師がいたとしたら、その方が問題だ。

　このような医師の心情は十分に共感できる。しかし、残念ながら、研究者の多くが医師である事実が、斬新な仮説の登場を難しくしているのも事実であろう。医師の最終的な目的は、脳の機能解明そのものではなく、その成果を使って患者の病を治すことにある。少しでもその機能解明に誤りがあれば、最終目的の達成は叶わない。そのような意味において、たとえ仮説であっても、彼らの主張には厳密な正しさが要求される。一方、私は医師ではない。ただのエンジニアである。エンジニアが脳の機能解明を志す理由は、何か有用な機能が出現することを期待し、もし出現すればそれを電子機器に応用し、しいては産業

界に貢献することにある。つまり、もし機能解明に誤りがあったとしても、有用な機能が出現すれば、目的の大半は達成されたことになるのだ。このようなエンジニアの立ち位置は大衆に広く認知されていることから、私たちエンジニアには、医師のような厳密な正しさは要求されないと考えても許されるだろう。一般に、どのような研究テーマでも、過渡期においては様々な仮説が百花繚乱のごとく登場し、実験事実との矛盾を解消できなかったものが退場することで、次第に収れんされてゆく。初期段階にできるだけ大きな大風呂敷を広げた方が、その中に真実が落ちている確率は高まるから、斬新で革新的な仮説はむしろ歓迎されるべきであり、権威主義を廃し、従来の常識に囚われない、自由な発想に基づく、様々な新説を広く受け入れる必要がある。このような事情から、この研究テーマにおいては、医学と工学は密に連携すべきだが、決して融合すべきではない、と私は考えている。医師にエンジニアのような自由な発想を求めたら、患者に対する責任を全うできない可能性があり、エンジニアに医師のような高い使命感を求めたら、発想を委縮させてしまう恐れがある。このような医師とエンジニアの棲み分けと連携が、真実への扉を開くだろう。そこで医師の皆様にお願いしたい。我々エンジニアの斬新な仮説の中に、もし真実が隠れていたら、これを見逃さないでいただきたい。あくまでも、真贋の判定者は医師であるべきだからだ。

　サービス・ロボットに搭載するAIは、赤ん坊のように何もできないが、何でも吸収し学習できる能力を秘めていることが求められる。このようなAIの実現には、情報工学の研究者が様々なアルゴリズムをいくら捻り出したところで、それらはほとんど役に立たないだろう。サイバネティクスでは、脳の各器官が何をやっているか、事前に十分に明らかになっている必要がある。しかし、赤ん坊のような、何でも吸収し学習できるアルゴリズムがどのようなものか、まだそのヒントすら全く掴めていない。脳のどこにそのような機能があるのかもわかっていないのだ。そこで私は、グラニット博士が主張する合目的性の観点から、サイバネティクスとは真逆のアプローチを考え実行することにした。脳の解剖学的知見を電子工学に応用するやり方である。

　我々エンジニアには、自由な発想による大胆な仮説を躊躇なく提案できることが重要である。しかし、仮説だからといって何を主張しても良いわけではな

い。矛盾する事実が存在しないことが、「仮説」と呼ばれるための必須条件だからだ。事実と矛盾した仮説は単なる暴論に過ぎない。矛盾をどうしても解消できない場合、速やかに取り下げる勇気が研究者には強く求められる。また、ある仮説の矛盾をなんとか解消する手立てはないか、と新たな仮説を考えていると、思わぬ事実に遭遇し理論全体の強化に役立つ場合がある。したがって、仮説を仮説で補強することは決して恥ずかしいことではない。しかし、ここでも、現時点で判明している事実の中に、矛盾するものが存在しないかを十分に吟味する必要があるだろう。さらに、「あるものは無視しない。ないものは付け足さない。」という姿勢は特に重要である。これを無視しては、何でもありになってしまうからだ。脳の神秘性に頼る解釈も、研究者には御法度である。科学は宗教ではない。

参考文献

1) M.W. Johnson, *et al.*, "Quantum annealing with manufactured spins," *Nature*, **4**, 73,（2011）pp.194–198.
2) D.O. Hebb, *The Organization of Behavior: A Neuropsychological Theory*, New York, Wiley & Sons（1949）.
3) レイ・カールワイル著:「ポスト・ヒューマン誕生」日本放送出版協会（2007）.
4) J. McCarthy and P. J. Hayes, "Some philosophical problems from the standpoint of artificial intelligence," *Machine Intelligence*, **4**,（1969）pp.463–502.
5) チャールズ・ダーウィン著:「種の起源」光文社古典新訳文庫（2009）.
6) メアリー・シェリー著:「フランケンシュタイン」光文社古典新訳文庫（2010）.
7) ノーバート・ウィーナー著:「サイバネティックス:動物と機械における制御と通信」岩波文庫（2011）.
8) ラーグナ・グラニット著:「目的をもつ脳」海鳴社（1978）.

第一章

ニューロン・モデルを再考する

　どんな論理回路を実現するのも教師信号しだい。このようなニューラル・ネットワーク理論は、使う側にとっては大変便利だが、これを基に実際の脳の機能を解明しようとしたら、大変な羽目に陥ることは目に見えている。外見が全く同じであるにもかかわらず、このニューラル・ネットワークが行えることは無限に存在するのだから、何をやっているかを1つに絞ることはとてもできない。

　このような状況に多くの研究者が脳機能の解明を諦めてしまったのではないだろうか。AI開発とは、表面上に現れた脳機能の一部を、高等数学を駆使したアルゴリズムで再現すること。このように考える研究者が増えてしまったようだ。彼らの多くは、「脳の機能のほとんどは既に解明されているし、その機能のすべてはソフトウエアで再現できている。」と言ってはばからず、「脳機能が出現するメカニズムには全く関心がない。」とまで言い切る。しかし、そのような機能をソフトウエアで実現したところで、単にアルゴリズムが進歩したに過ぎず、脳の機能を解明したことにはならない。他分野の研究者から見れば、自らの存在理由を誇示するためのいいわけにしか聞こえないだろう。

　身勝手な思い込みを再現することばかりに尽力するのではなく、脳がどのようなメカニズムによってその機能をもつに至ったかに目を向けるべきである。おそらく、そのときに武器となるものは、高等数学ではなく、「自然淘汰」と「ランダム」。この2つだけかもしれない。

第一章　ニューロン・モデルを再考する

結合度学習型ニューロン・モデル

　ニューロンのモデル化は、1943年に医師のウォーレン・マカロックと数学者のウォルター・ピッツによって考案された「形式ニューロン」に始まる[1]。

$$y = f\left(\sum_{i=1}^{N} W_i x_i - \theta\right) \quad (1.1)$$

　この（1.1）式は、ニューロンの細胞体とシナプスの関係を図1.1のように考え、これを数式化したもので、各軸索からのスパイク信号x_iをシナプスで受けて、シナプス毎の結合度W_iによって重み付けされた電位をすべて足し合わせた値が、しきい値θを超えると発火しスパイク信号yを出力する。関数$f(x)$はヘビサイト関数と呼ばれ、カッコの中が正のときは「1」、負のときは「0」となる。
　シナプスは興奮性と抑制性のいずれかに大別される。W_iが正のときは発火を亢進するため、これを興奮性シナプスと呼び、負のときは発火を抑制するので、これを抑制性シナプスと呼ぶ。一般的なニューラル・ネットワーク理論や機械学習理論は、学習の結果がこのシナプス結合度に反映される、という有名な定説「ヘッブの法則」を基礎として成り立っている。以下に示す一文が、ドナル

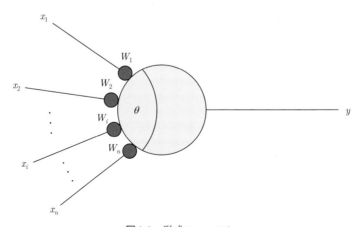

図1.1　形式ニューロン

ド・ヘッブ博士の著書に示されたその原文である。

> "When an axon of cell A is near enough to excite a cell B and repeatedly or persistently takes part in firing it, <u>some</u> growth process or metabolic change takes place in one or both cells such that A's efficiency, as one of the cells firing B, is increased."

　この文中の"*some*"が示すように、ヘッブ博士自身は断定的な表現を避けていることがわかる。しかし、その後、事実であることを示す実験結果が次々と示されたことで、単なる仮説から法則と呼ばれるほどに昇華した。実際にシナプス結合度が教師信号によって変化することは、東京大学名誉教授伊藤正男先生らの小脳研究によって医学的に確認された事実である [2]。小脳皮質に並ぶプルキンエ細胞の樹状突起には、登上繊維と呼ばれる特別な軸索がシナプスを形成するが、この登上繊維からの信号が他のシナプスへの信号と同時であったとき、このシナプスはこれ以降も結合度が減弱する。これをシナプス長期抑制（LTD）と呼ぶ。また、シナプス結合度が増強する現象（LTP）も海馬で確認されており [3]、シナプス結合度のダイナミックな変化が学習や記憶の根源である、という伊藤先生らの主張は、脳科学者の間で広く支持される定説となった [2,4,5]。シナプスが学習によって太る様子も、光学顕微鏡を使った観察によって確認された事実であった [6]。

　しかし、これほどまでに多くの支持を集める定説にも、伊藤先生自らが指摘するように若干の疑問点が存在した。まず、LTDやLTPは一時的な現象であって、これらが永続化する証拠や仕組みが明らかになっていない。LTDやLTPが学習や記憶の本質であれば、記憶した直後からこれらは永続的な特性に変質しなければならない。ある事実を知る以前と以後で記憶は劇的に変化するのだから、LTDやLTPも同じくらいに劇的で、かつ、その変化は永続的なはずだ。また、実際の結合度はそれほどダイナミックに変化するものではなく、ニューロンの種類によってほぼ決まっている点も注視しなければならないだろう。グルタミン酸を投射するニューロンは興奮性シナプスを他のニューロンの樹状突起に形成し、γアミノ酪酸（以後、「GABA」と呼ぶ）を投射するニューロンは

抑制性シナプスを他のニューロンの樹状突起に形成する。特に、このGABA性ニューロンは、発生直後のごく短い期間だけ興奮性として振る舞うことが知られているが、極性を越えた結合度の変化はこれ以外に報告されていない。現時点で確実なことは、発生直後を除けば、シナプス結合度が変化するにしても、その変化は強弱程度の僅かなものでしかない、という事実である。

　ここで、ニューラル・ネットワークの歴史を遡ってみよう。その源流は、明らかに、生物を超高度な精密機械とみなす「サイバネティクス」にある。サイバネティクスは、調整と制御の科学であったことから、ゲイン、フィードバック、フィードフォワード、安定性、冗長性など、制御工学で使われていた技術用語を神経生理学に浸透させた。これらの用語は、生物の仕組みを理解する上で強力な武器となったのである。さらに、1950年頃にノーバート・ウィーナー博士らがこのサイバネティクスに情報工学をもち込み発展させた。こうして、生物の脳を超高度なコンピューター・アルゴリズムと同一視する思想が徐々に形作られた。その上、1958年に、この思想を決定的にした大事件が起こる。数学者のフランク・ローゼンブラッド博士が発表した、パーセプトロン・アルゴリズムの登場である[7]。

　パーセプトロンとは、結合度学習型のニューロンを図1.2のように繋いで信号処理を行うコンピューター・アルゴリズムで、画像認識や音声認識などに有効な技術である。ここで強調しておきたいことは、教師信号として結果を各結合度にフィードバックさせ、これを繰り返すことで、論理積（AND）や論理和（OR）など、すべての論理ゲートが図1.3のような簡単な三層パーセプトロンで自然に実現できることである。（ただし、ここでは誤差が下流から上流へ逆伝搬するバック・プロパゲーションを前提としているが、現実のニューロンでこれにあたる現象はまだ確認されていないようだ。）

　すべてのニューロンが結合度学習型であれば、脳のネットワークはパーセプトロンの集合体とみなすことができる。これらは教師信号によって任意の論理ゲートを成すのだから、脳の中には複雑な論理回路が構築されていると断言しても問題ないだろう。システムLSIの設計からもわかるように、いかなるコンピューター・アルゴリズムも論理回路に焼き直すことができ、逆もまた真であることから、複雑な論理回路はコンピューター・アルゴリズムと等価と考えて

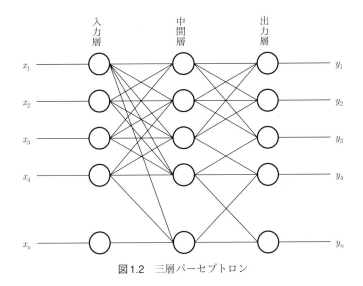

図1.2　三層パーセプトロン

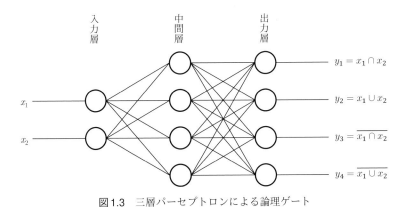

図1.3　三層パーセプトロンによる論理ゲート

良い。このような事実から、現在の AI 研究は、情報工学の一研究分野を占めるに至ったのである。

2000年ごろまでは、明らかに AI は非ノイマン型コンピューターの一つと考えられていた。非ノイマン型コンピューターとは、プログラムによって動作するのではなく、経験によって自ら学び、自ら考え動作する全く新しいコンピューターの概念を指すものである。しかし、ディープ・ラーニングの登場によって、AI は高度なコンピューター・アルゴリズムで実現できる、という認識が急速に一般化した。その結果、「非ノイマン型コンピューター」という言葉は本来の定義から離れ、ディープ・ラーニング・アルゴリズムを高速に実行するための、ノイマン型コンピューターを並列に繋げた専用マシンを指すものへと変質してしまったのだ。現在、世界中の半導体メーカーが、このようなディープ・ラーニングに特化した専用 LSI の開発競争を繰り広げている。

ニューラル・ネットワークは教師信号しだいでいかなる論理回路にも成り得るため、具体的にどのような論理回路を成しているかを外見から判断することはできない。解明の手がかりとなるものは教師信号くらいしかない。つまり、教師信号がシナプスへどのように作用しているかを調査することが脳機能解明への緒(いとぐち)であり、それにはまず、複雑に絡み合った軸索の中から教師信号を担う軸索を突き止めなければならない。そのような意味において、登上繊維信号が教師信号であることを突き止めた伊藤先生らの報告は、脳科学会全体が待ち望んでいた研究成果だったのである。

内部電位変動型ニューロン・モデル

サイバネティクスによれば、人の脳は、超高度で超複雑なコンピューター・アルゴリズムを有する専用ハードウエアと同一視して良い。このような思想を強化する上で、ローゼンブラッド博士のパーセプトロンやヘッブの法則に基づく結合度学習型ニューロン・モデルが重要な役割を果たした。現在の AI 研究のすべてが、これらの理論を土台に発展したものである。しかし、脳の機能解明という課題に対しては、これらの理論はほとんど貢献できていない。結合度学習型ニューロンで構成されたニューラル・ネットワークは、教師信号しだい

でいかなる論理回路にも成り得るため、具体的にどのような論理回路を成しているかを外見から判断することはできない。また、複雑な論理回路はコンピューター・アルゴリズムと同一と考えて良い。同じ機能をもつソフトウエアを100人のプログラマーに依頼すれば、100通りの異なるソフトウエアが作られるように、同一の機能を実現するコンピューター・アルゴリズムは無数に存在する。このような状況では、脳の構造からその機能を解明することは不可能だ。誰かが想像した脳の機能をコンピューター・アルゴリズムで再現したところで、それが実際の脳と同じである保証はなく、確認する方法もない。どのような仮説を提唱しても、誰もその仮説を肯定することも否定することもできないとなれば、もはや科学と呼ぶことすら難しい。

第1次AIブームの前夜、グラニット博士は彼の著書の中でこの点を指摘し、情報工学を採り入れたサイバネティクスは脳の機能解明を後退させる、と危機感を抱いた。しかし、その後のAIブームが盛況を極める中、そのような声は打ち消されてしまった。現在においても、脳の機能解明がほとんど進んでいない状況を見ると、彼の指摘は正しかったといえるのではないだろうか。また、ヘッブの法則を支持する数々の実験結果ですら、物理学的な視点から丁寧に見直してみると、ヘッブの法則以外の説を完全に否定できるものは見つからない。結合度学習型ニューロン・モデルを脳科学の常識にまで高めた原動力が、純粋な科学的動機というよりも、むしろこのようなAIブームの隆盛であったという事実を考えると、ここで今一度従来の常識を見直すことも十分に意味があるように思える。

信号の伝達と抑制がニューロンの働きであることから、電子工学において同じ役割をもつ論理ゲートと比較することで、シナプス結合度に頼らない、新たなニューロン・モデルを考えてみたい。図1.4は、2つの入力 (x_1, x_2) と1つの出力 y をもつ論理ゲートである。ここで、入力はどちらも興奮性信号であったと仮定すると、一般的には表1.1に示す5種類の論理ゲートが考えられる。その中で特にANDゲートとORゲートの2つに注目すると、この2つの違いはニューロンのしきい値の違いに対応していることに気付くだろう。しきい値が高ければANDゲートであり、低ければORゲートである。そこで、この2つの論理ゲートに着目し、水槽という物理モデルを用いて、ANDゲートとOR

第一章　ニューロン・モデルを再考する

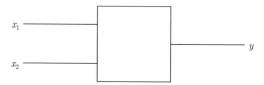

図1.4　2つの入力と1つの出力を持つ論理ゲート

表 1.1　各論理ゲートにおける入力信号と出力信号の関係

入力信号		出力信号 y				
x_1	x_2	AND	OR	NAND	NOR	XOR
1	1	1	1	0	0	0
1	0	0	1	1	0	1
0	1	0	1	1	0	1
0	0	0	0	1	1	0

ゲートの間を状況に合わせて変化するニューロン・モデルを検討した。

　図 1.5 は、私が考えたニューロンの仕組みを説明した図である。ニューロン本体（細胞体）とシナプスをそれぞれ独立の水槽で表し、ニューロン本体から水がこぼれることで信号 y を出力する。シナプスにあたる水槽には、入口と出口の両側にバルブがあり、このシナプスへ入力信号 x_i がもたらされると、入口バルブが閉じて出口バルブが開き、シナプス水槽と細胞体水槽が直結する。シナプス水槽の通常時における水面の高さはシナプス結合度に対応しており、この水面が高い場合は細胞体水槽へ水が流れ込むので興奮性シナプスを表し、低い場合は水が流れ出るので抑制性シナプスを表す。また、細胞体水槽には穴が空いており、絶えず漏水している。

　新たな入力信号がしばらくなく、細胞体水槽の水面が低いときは、1つ分のシナプス水槽だけではこぼれるまでには至らず、2つ3つのシナプス水槽から同時に水が流れ込まなければ信号 y を出力することはできない。すなわち、このニューロンは、通常 AND ゲートとして機能する。しかし、発火した直後であれば、細胞体水層の水面はまだ十分に高い状態にあり、1つのシナプス水槽だけでも引き続き発火することができるだろう。つまり、発火の直後は OR ゲー

内部電位変動型ニューロン・モデル

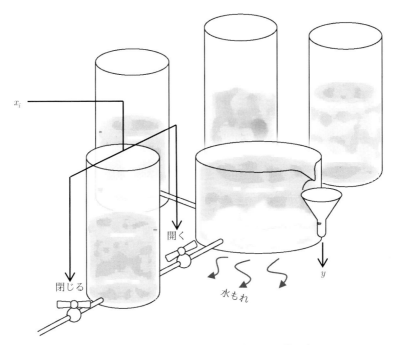

図1.5 内部電位変動型ニューロンの仕組みを水槽で表した図

トとして機能する。そして、時間が経てば、漏水によって再び AND ゲートに戻る。これが、このニューロン・モデルの第一の動作原理である。

また、この細胞体水槽には、自身の発火に伴い、何らかの固形物が蓄積されるものとする。たとえば、発火のたびに電位をもった物質（イオン）が細胞体内に残ると考えれば良い。頻繁に発火したニューロンの細胞体水槽は固形物でいっぱいになり、少しでも水が流入すれば忽ちこぼれてしまう。すなわち、頻繁に発火したニューロンは、一時的な OR ゲートから常態的な OR ゲートへ変わる。これが、このニューロン・モデルの第二の動作原理である。この仕組みは、一部のニューロンがもつ学習の仕組みを表している。

さらに、これまで不変と考えてきた細胞体水槽のサイズも、一部のニューロンでは変化し、これによって実質的なしきい値は変動する。これが、このニューロン・モデルの第三の動作原理である。この仕組みは、特別な受容体をもつ一

部の GABA 性ニューロンに対する、ドーパミンやノルアドレナリンの効果を表している。

すべてのニューロンはこの同一の動作原理に従うものと仮定し、個々のニューロンの特性の違いは、これらを表現するパラメータの違いや、3つの効果の中での取捨選択にあるとした。

残留電位 V_Δ、ベース電位 V_B、修飾効果 V_D

ここでは、前節で紹介したニューロン・モデルの内部電位波形に着目し、このニューロンの特徴を議論したい。図 1.6 は、ニューロンの内部電位を模式的に表したものである。結合度Wの入力信号が、周期Tの間隔で、このニューロンへもたらされたと仮定した。時刻 t_n に信号が入力されると内部電位は徐々に上昇し、しきい値を超えると発火して減少に転じる。このとき内部電位の立ち下がりが遅いと、次の信号入力のタイミング t_{n+1} までに若干の内部電位が残る。これを残留電位 V_Δ と名付けた。これにより、発火の直後だけ OR ゲートに変化

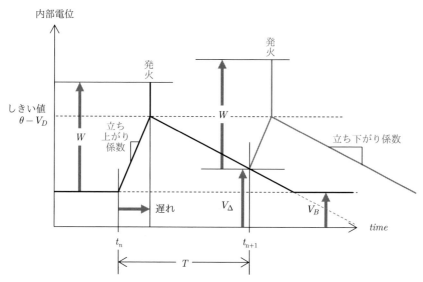

図1.6　ニューロンの内部電位の変化を模式的に表した図

する特性が生まれる。また、この内部電位はある値までで下げ止まる。この下限値をベース電位 V_B と名付けた。これは前節でいうところの、発火に伴い細胞体水槽に残置する固形物に相当する。ベース電位は、学習に関連するニューロンだけがもつ特性である。さらに、一部の GABA 性ニューロンには、ドーパミンやノルアドレナリンのような神経伝達物質の存在下で、発火を促進させたり抑制させたりする受容体をもつものがある。これは、しきい値が変化したことと等価であることから、このような作用を修飾電位 V_D と名付けた。

図 1.6 からもわかるように、このニューロンの本質的な特性は、立ち上がり係数、立ち下がり係数、しきい値 θ の3つで代表される。遅れや残留電位 V_Δ などのその他の特性は、入力信号のタイミングやその周期によって相対的に変化することを示している。

たとえば、立ち上がりが早いニューロンは、遅れが短く、FS（Fast–Spiking）型と呼ばれる実際のニューロンに酷似している。一方、しきい値 θ が高く、かつ、立ち下がりが遅いニューロンは、図 1.7 に示すように、遅れて発火が始まる。これは LS（Late–Spiking）型と呼ばれる実際のニューロンに酷似している。また、FS 型でも LS 型でもない、Non–FS 型ニューロンの幾つかに関しても、同じように立ち上がりと立ち下がりとしきい値の関係から、それぞれの発火の様子を再現することが可能であった。この FS 型、LS 型、Non–FS 型の呼称は、GABA 性ニューロンの特性を表現するときに使われることが多い。

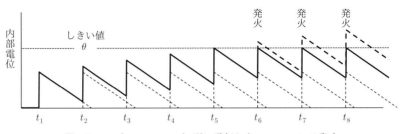

図1.7　LS（Late-Spiking）型に酷似したニューロンの発火

参考文献

1) W. McCulloch and W. Pitts, "A logical calculus of the ideas immanent in nervous activity," *Bulletin of Mathematical Biophysics*, **7**, (1943) p.115.
2) M. Ito, "Neurophysiological aspects of the cerebellar motor control system," *Int. J. Neurol.*, **7**, (1979) p.162.
3) T. V. Bliss and T. Lomo, "Long-lasting potentiation of synaptic transmission in the dentate area of the anaesthetized rabbit following stimulation of the perforant path," *J. Physiol.*, **232**, (1973) p.331.
4) D. Marr, "A theory of cerebellar cortex," *J. Physiol.*, **202**, (1969) p.437.
5) J.S. Albus, "A theory of cerebellar function," *Math. Biosci.*, **10**, (1971) p.25.
6) A. Ito-Ishida, *et al.*, "Presynaptically released Cbln1 induces dynamic axonal structural changes by interacting with GluD2 during cerebellar synapse formation," *Neuron*, **76**, (2012) p.549.
7) M. Rosenblatt, "The perceptron: A probabilistic model for information storage and organization in the brain," *Psych. Rev.*, **65**, (1958) p.386.

第二章

擬小脳回路

　ヒトは脳のどこで物事を考えているのだろうか。

　ヒトとチンパンジーを比べると、大脳の大きさには約2倍の開きがあり、ヒトの方が圧倒的に大きい。しかし、3歳児で比較すると、チンパンジーの子どもの方がヒトの子どもよりも賢く、意地悪して簡単には取れないように細工した食べ物も、チンパンジーの子どもは道具を使っていとも容易く自分の物にしてしまう。もともと備わっている考える力は、明らかにチンパンジーの方がヒトよりも上なのだ。思考力を単純に大脳の大きさで比較することはできない。しかし、いずれは必ずヒトの方がチンパンジーよりも賢くなる。この事実を踏まえると、「思考」は大脳以外の器官が担い、大脳はストレージとして「知識」を格納しているだけ、と考えた方が真実に近いように思える。いずれ豊富な知識量は必ず思考力に勝る。そのとき、容量の大きなストレージをもつヒトは、明らかにチンパンジーよりも有利だからだ。それでは、実際に「思考」を担っているのは、脳のどの部分だろうか。

　私がFPGAを用いて試作した小脳回路は、「現在の状況を見てこれまでの経験に基づいて判断を下し、次の状況を見てこの判断が正しかったかを学習する。もし問題があれば、正しい判断を探索し、新たな成功体験に加える。」という機能を創発した。よくよく考えてみると、これは思考プロセスの基本単位といえないだろうか。これを高度に階層化させれば、「思考」という機能そのものに転化するように思える。

　自ら思考する「小脳回路のLSI化」が現実のものとなれば、それはまさに具体的な非ノイマン型コンピューターへの第一歩といえるだろう。暗記は苦手だが考えることが好きな私の脳は、明らかにヒトよりもチンパンジーに近い。

小脳に関するこれまでの常識

　脳の各器官に関する研究は、古くから多くの著名な脳科学者によって行われており、君のような一素人が軽々しく「小脳」や「海馬」、「扁桃体」などという単語を口にすること自体、大先生方に対して失礼だと君は思わないのかね。これまでに幾度となく、専門家の方々からこのような非難の声が私に寄せられた。しかし、本書では、解剖学によって解明された、実際の脳の構造に倣う形でその電子回路化を目指したため、模倣元の明示は欠かせない。そこで、「擬小脳」「擬海馬」「擬扁桃体」などど、似せただけの偽物であることを意味する「擬」をつけて表すことで、実際の脳の機能を再現したものではないことを強調した。ただし、このような非難は AI の専門家ばかりで、同じように私を非難する医師には、まだ 1 人も出会ったことがない。

　図 2.1 に小脳を中心とするネットワークを示す。小脳は、その特徴的な構造のために従来から良く調べられている器官であり、構成するニューロンの種類やシナプス結合のパターンもかなり明らかになってきている。小脳皮質は明瞭で規則正しい三層構造を成し、外側から分子層、プルキンエ層、顆粒細胞層に分かれている。その内側には神経線維が集まった白質があり、さらにその内部に 4 対の深小脳核（歯状核、栓状核、球状核、室頂核）が埋もれている。これらの深小脳核には中型のグルタミン酸性ニューロンと小型の GABA 性ニューロンが多数存在し、中型のグルタミン酸性ニューロンは、プルキンエ細胞、苔状繊維細胞、下オリーブ核細胞から信号を受け、視床の VL 核や赤核へ軸索を伸ばすとともに、下オリーブ核へ信号を戻す。

　小脳の外部からもたらされる信号はそのほとんどを苔状繊維細胞が受け、その後（顆粒細胞層の）顆粒細胞へ引き継がれる。顆粒細胞の軸索は分子層で T 字に分岐し、「平行線維」と呼ばれる一方向に伸びる繊維構造を成す。分子層のすぐ内側には多数のプルキンエ細胞が整然と並び、分子層へ巨大な扇型の樹状突起を広げる。この特徴的な樹状突起は平行線維と垂直に交わり、ここに多数のシナプスを形成する。また、これとは別に、プルキンエ細胞へは「登上繊維」と呼ばれる特別な軸索が下オリーブ核から伸びており、この登上繊維と強固なシナプスを形成する。

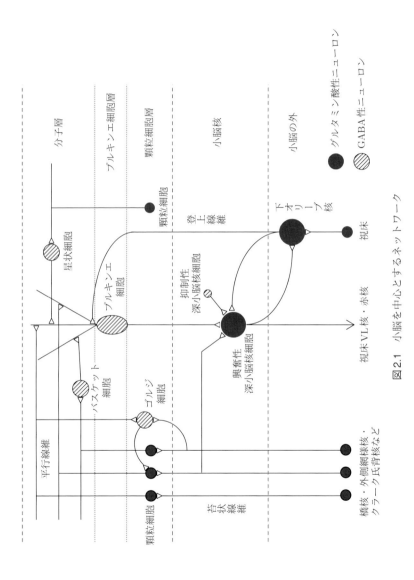

図2.1 小脳を中心とするネットワーク

プルキンエ細胞は、深小脳核へ抑制性信号を投射する大型のGABA性ニューロンである。深小脳核は、視床VL核や赤核へ信号を転送する中継基地の役割を果たすと考えられるが、具体的には、プルキンエ細胞からの抑制性信号が深小脳核へ作用し、中継の一部を遮断することが小脳の基本的な働きであると考えられる。

下オリーブ核からプルキンエ細胞へ伸びる登上繊維は、1つのプルキンエ細胞に対して必ず1本だけ存在する。発生の初期段階では1つのプルキンエ細胞に複数の登上繊維がシナプスを形成するが、その直後から刈込みが始まり、生後10日ぐらいのうちに1本だけを残して他はすべて消滅する。この「プルキンエ細胞における刈込現象」と呼ばれる不可解な現象について、東京大学医学部狩野方伸教授らの研究グループは、「プルキンエ細胞の樹状突起にはあらかじめ勝者の席と呼ばれる領域が存在し、ここに最初にシナプスを形成した登上繊維が生き残る。」という学説を発表し、その根拠となる実験結果を示した[1]。

また、小脳の機構解明に最も貢献したといわれる研究に、東京大学医学部名誉教授伊藤正男先生のシナプス長期抑制（LTD）の発見がある。「平行線維を介した信号と登上繊維からの信号がプルキンエ細胞へ同時にもたらされたとき、平行線維・プルキンエ細胞間のシナプス結合度が長期にわたって減弱する。」という現象である。この現象の発見が、「登上繊維信号が教師信号となって運動学習を行っている。」というマー・アルブス・イトウ仮説の有力な根拠となった。さらにその後、海馬の特定のニューロンでシナプス結合度が長期にわたって増強する現象、シナプス長期増強（LTP）も発見されたため、マー・アルブス・イトウ仮説はさらに補強された。シナプス結合度はどちらにも変化し得ることが証明されたからである。

さらに、（株）ATR脳情報研究所の川人光男所長らの研究グループは、マー・アルブス・イトウ仮説を深化させた内部モデル仮説を発表し、伊藤正男先生がこの説を支持したことで、小脳の機構解明に事実上の終止符が打たれることとなった[2,3]。「小脳皮質には外界の内部モデルが構築され、小脳はこの内部モデルを利用したフィードフォア制御を行っている。」という有力仮説の登場である。小脳について書かれた数々の教科書を手に取れば、この仮説がいかに多くの支持を集めているかを実感できるだろう。

ハッシュ-ラッチ・モデル

　前節で説明したように、小脳の発生過程やそのネットワークの概要はかなり明確にわかっている。そこで、一旦、ヘッブの法則に基づく学説はすべて忘れた上で、私が考案したニューロン・モデルを小脳にあてはめたとき、どのようなネットワークが自然に構築されるか、また、そこからどのような機能が創発されるかを検討してみたい。

　私が最初に注目した事実は、登上繊維が 1 本だけに絞られる刈込現象と[4]、発生の初期の段階ではプルキンエ細胞は興奮性として振る舞う、というフライエ大学（ベルリン）ジャン・アイラーズ博士らの発見である[5]。この 2 つの現象は全く同じ時期に発生することから、刈込現象にプルキンエ細胞の興奮性化が何らかの影響を及ぼしている可能性が考えられる。

　発生直後に興奮性として振る舞い、その後抑制性へと変質する現象は、プルキンエ細胞に限られたものではなく、すべての GABA 性ニューロンがもつ一般的な特性ではないかと私は考えている。そもそも、抑制性ニューロンだけでは信号伝達は成り立たない。この事実から、抑制性ニューロンは 46 億年の地球の歴史の中で興奮性ニューロンから分化したと考えるべきであり、かつては興奮性ニューロンであった痕跡として、発生直後の GABA 性ニューロンの中には若干量の興奮性神経伝達物質が残置し、抑制性へ変質する前にこれをすべて出し尽くす必要があった。このように考えれば、すべての GABA 性ニューロンは発生の直後だけ興奮性として振る舞う、という説明も自然に思えるだろう。第五章の「AI も夢を見る」では、この仮説を基に私の考えを展開した。

　再び図 2.1 に目を向けていただきたい。深小脳核と下オリーブ核とプルキンエ細胞に関しては、解剖学的知見から信号伝達経路が概ね明らかになっている。しかし、残念ながら、現在の知見はニューロンの集合体である細胞核までが対象で、その中の個々のニューロンにまでは及んでいない。そこで、刈込みの間、プルキンエ細胞は興奮性として振る舞うという事実から、個々のニューロンに対しても、3 つが 1 組となって「閉ループ」を形成していると考えるに至った。

　発生の初期段階では、1 つのプルキンエ細胞に下オリーブ核から複数の登上繊維が伸びてシナプスを形成するが、この時期にプルキンエ細胞が興奮性とし

て振る舞うと、プルキンエ細胞、深小脳核細胞、下オリーブ核細胞は、ともに興奮性を示すことになる。このとき、あるプルキンエ細胞が発火すれば、ここを発した信号は次々と伝搬し、再び同じプルキンエ細胞へ戻る可能性が高い。これらのニューロンは、発火の直後はORゲートとして振る舞うので、このような発火が一度でも起こると、この閉じた経路の中を信号が繰り返し循環する、発振に似た現象を引き起こすはずだ。また、この発振は、一度始まるとプルキンエ細胞が抑制性へ変化するまで止まらない。

そもそもこの発振にかかわった登上繊維は1本しかない。よく使うシナプスは強固となり、使われないシナプスは消滅する、という自然淘汰の考えをここに導入すると、この特定の登上繊維を残して他はすべて消滅することになる。つまり、刈込現象がこの発振によるものであれば、登上繊維は必ず1本だけに絞られ、同時に、プルキンエ細胞と深小脳核細胞と下オリーブ核細胞は閉ループを形成している、という結論が自然に導かれるのである。

現実には、プルキンエ細胞と下オリーブ核細胞の比率は1対1ではない。特にヒトの場合は、1つの下オリーブ核細胞が平均して15個ぐらいのプルキンエ細胞へ登上繊維を伸ばしている。これは、1つの下オリーブ核細胞が約15の閉ループを構築していると考えれば良く、この場合でも上記仮説に何ら矛盾は生じない。

次に注目した事実は、下オリーブ核から深小脳核へ戻る軸索の存在である。下オリーブ核は、プルキンエ細胞に作用して深小脳核へ抑制性信号を送らせるだけでなく、それ自身も直接深小脳核へ興奮性信号を送っている。このように抑制性信号の直前に興奮性信号が来れば、一方が他方を相殺してしまい、信号の意味を成さない。「ハッシュ-ラッチ・モデル」は、この下オリーブ核から深小脳核へ伸びる不可解な軸索について、その存在理由を考える過程で生まれたものであった。進化論を逆説的に捉えれば、役に立っていないシナプスは必ず消滅したはずだ。だから、現実に存在している以上は、必ず何らかの役に立っていると考えるべきである。

これまでの考察をもとに構成した小脳モデルを図2.2に示す。苔状細胞からプルキンエ細胞に至る部分は、抑制性のゴルジ細胞、バスケット細胞、星状細胞によって、極めて複雑なネットワークを構成している。このような複雑なネッ

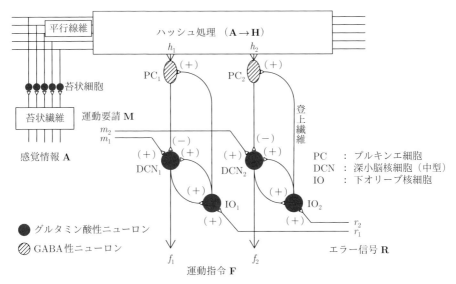

図2.2 小脳のハッシュ-ラッチ・モデル

トワークは暗号化技術に使われる信号処理に似ていることから、ここでは簡単なハッシュ処理が行われていると考えた。ハッシュ処理は、データの特徴を抽出する技術でもある。元のデータをハッシュ・キー、処理後のデータをハッシュ（値）と呼ぶ。

図 2.2 中の感覚情報 **A** は、このハッシュ・キーにあたる。**A** 情報が入力されると即座にハッシュ **H** が計算され、個々のプルキンエ細胞へその各ビット値 h_i が入力される。プルキンエ細胞（PC）、（中型の）深小脳核細胞（DCN）、下オリーブ核細胞（IO）は、細胞ごとに閉ループを形成しており、特に DCN と IO は相互に接続し興奮性（＋）信号を送り合う。運動要請 **M** は DCN へ、エラー信号 **R** は IO へ入力される。DCN は、**M** 信号を受けて運動指令 **F** を出力するが、この信号は同時に IO へも送られる。IO は **F** 信号と **R** 信号を受けて興奮性の登上繊維（CF）信号を PC へ送る。PC はハッシュ **H** と CF 信号を受けて DCN へ抑制性（−）信号を送る。

ここで、すべての PC に著者独自のニューロン・モデルをあてはめることにする。ヒトの場合に合わせ、**A** 情報の周期を約 30 ミリ秒とすると、ハッシュ

31

H も約 30 ミリ秒ごとに PC へもたらされる。さらに、この PC は、一度発火するとその約 30 ミリ秒後は OR ゲートとして機能し、ハッシュ H が「0」のまま約 60 ミリ秒経過すれば元の AND ゲートに戻るものと仮定した。

IO から PC へ CF 信号がもたらされると、PC はハッシュ H に従って発火し DCN へ抑制性信号を送るが、直前に IO から DCN へ興奮性の CF 信号が送られているため、この抑制性信号は相殺され、DCN はそのまま発火する。しかし、この直後に連続してハッシュ H が「1」だと PC は引き続き発火し、DCN へ抑制性信号を送る。このときは抑制を妨げる信号が IO から来ていないので、DCN は発火を抑制される。つまり、CF 信号は、PC の発火に直接関与するのではなく、ハッシュ H だけで発火できる状態に PC を待機させる役割を果たしている。(このような働きを、電子工学では「ラッチ」と呼ぶ。)

以上、まとめると、この小脳モデルは、ハッシュ H が「1」であったとしても、状況に応じて 3 つの状態をもつことがわかる。

状態①：PC は発火しない。
状態②：PC は発火したが、DCN の発火までは抑制できない。
状態③：PC は発火し、DCN の発火が抑制される。

そして、DCN の発火が実際に抑制されるのは、状態①から状態③へ順を追って変化した場合に限定される。尚、状態①から状態②への移行には R 信号が関与し、状態②から状態③への移行にはハッシュ H が連続して「1」であることが条件となる。また、状態③へ移行した後は、ハッシュ H が「1」のまま続く限りラッチ状態は維持され、「0」に変わった途端にラッチは解除される。

さらに R 信号の働きを詳しく見ると、R 信号はその時点でのハッシュ H に合わせてラッチを組み替えていることがわかる。CF 信号は R 信号と直前の F 信号の論理積となるため、直前に DCN が発火を抑制された場合、CF 信号もない。つまり、R 信号によって新たにラッチされる PC は、状態①と状態②に属すもののうち、ハッシュ H が「1」であるものに限定される。一方、状態③に属す PC は、R 信号の影響を全く受けず、発火はハッシュ H のみに従う。つまり、ハッシュ H が「0」となるまでラッチ状態が維持される。これらの事実に

より、**R** 信号が発せられた時点でラッチ状態にある PC は、そのときのハッシュ **H** と同一になるのである。

次に、これまで説明してきた小脳回路の機能を確実に動作させるという観点から、IO や DCN の回路化について考えてみたい。IO は、DCN からの **F** 信号（x_1）を利用して稼働中の小脳ループを選択し、**R** 信号（x_2）を受けて、その小脳ループに属す PC へ CF 信号（y）を送る。このとき、直前の発火の有無によって CF 信号が影響を受けると不都合が生じることから、次のタイミングには IO の残留電位V_Δは十分に減衰し、ゼロとなっていた方が良い。また、CF 信号が過去の経験に影響されることも不都合であるため、学習につながるベース電位の仕組みはない方が良い。よって、この小脳回路に適した IO の回路は、図 2.3 に示すように、2 つの入力端子（x_1とx_2）をもつ単純な AND ゲートであるという結論に至った。一方、DCN は 2 つの興奮性シナプス（x_1とx_2）と 1 つの抑制性シナプス（x_3）をもち、**M** 信号（x_1）を受けて **F** 信号（y）を出力することが基本的な働きとなるが、その際、IO からの CF 信号（x_2）はなく、PC からの信号（x_3）のみである場合に限り、**F** 信号（y）を抑制する。ここでも、直前の発火状況や過去の経験によって、出力される **F** 信号が影響を受けることは不都合であるから、この DCN も、IO と同様に単なる論理ゲートである方が良い。つまり、図 2.4 のような簡単な論理回路が相応しいという結論に至った。

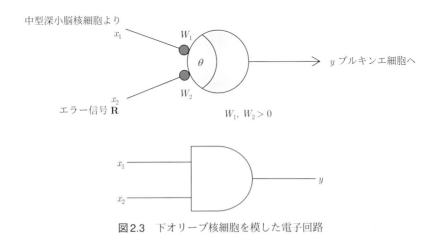

図2.3　下オリーブ核細胞を模した電子回路

第二章　擬小脳回路

こうして、小脳回路を構成する、各ニューロンの特性が決定された。次に、この回路が具体的にどのように働くかを見てみたい。

時々刻々と変化するハッシュ H に対して F 信号がどのように変わるか、表 2.1 から表 2.6 を用いて説明する。シミュレーションの前提として、M 信号の要素 m_i はすべて「1」とし、R 信号は、ここで示された 16 個のプルキンエ細胞へ同一の信号 r_j を送るものとした。空白は「0」、「✓」は「1」を表わす。

時刻 t_0 に、表 2.1 に示すハッシュ値 h_i が各 PC へもたらされたとしよう。初期状態の PC は AND ゲートとして機能しているので、h_i 値が「1」であるだけでは発火しない。よって、すべての DCN は発火を抑制されず、M 信号がそのまま F 信号として出力される（状態①、$\boxed{0}$ or $\boxed{1}$）。

このとき、同時にエラー信号「✓」がもたらされたとしよう。すると、IO の発火に続いて h_i 値が「1」の PC も表 2.2 のように一斉に発火し、DCN へ抑制性信号を送る。しかし、IO は、DCN へ興奮性信号を直前に送っているので、PC からの抑制性信号は相殺され、DCN は発火を抑制されない。その結果、やはり M 信号はそのまま F 信号として出力される（状態②、$\boxed{0}$ or $\boxed{1}$）。

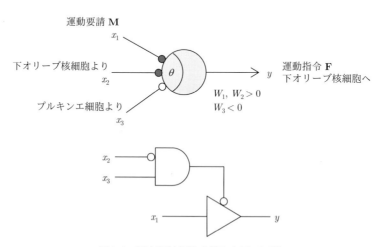

図 2.4　深小脳核細胞を模した電子回路

表 2.1　ハッシュ **H** とエラー信号 **R** と運動指令 **F** の関係（1）

t_n	ハッシュ **H**																r_j
	h_0	h_1	h_2	h_3	h_4	h_5	h_6	h_7	h_8	h_9	h_{10}	h_{11}	h_{12}	h_{13}	h_{14}	h_{15}	
t_0	1	0	0	1	1	1	1	0	0	1	1	0	1	1	0	1	
t_1																	
t_2																	
t_3																	
t_4																	
t_5																	
t_6																	
t_7																	
t_8																	
t_9																	
t_{10}																	

表 2.2　ハッシュ **H** とエラー信号 **R** と運動指令 **F** の関係（2）

t_n	ハッシュ **H**																r_j
	h_0	h_1	h_2	h_3	h_4	h_5	h_6	h_7	h_8	h_9	h_{10}	h_{11}	h_{12}	h_{13}	h_{14}	h_{15}	
t_0	1	0	0	1	1	1	1	0	0	1	1	0	1	1	0	1	✓
t_1																	
t_2																	
t_3																	
t_4																	
t_5																	
t_6																	
t_7																	
t_8																	
t_9																	
t_{10}																	

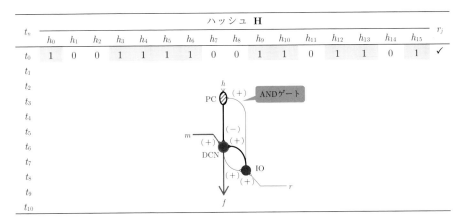

　この **F** 信号によって運動が進み、それに伴って **A** 情報も変化する。その結果、次の時刻 t_1 には、各 PC へ**表 2.3** で示すハッシュ **H** がもたらされたとしよう。このとき、時刻 t_0 で発火した PC は、一時的に OR ゲートとして機能しているので、**表 2.4** に示すように、h_i 値が引き続き「1」の PC のみ連続して発火し、DCN へ再び抑制性信号を送る。すると、今度は IO からの興奮性信号がないので、DCN は発火が抑制される（状態③、 1 ）。

表2.3　ハッシュ H とエラー信号 R と運動指令 F の関係（3）

t_n	ハッシュ H																r_j
	h_0	h_1	h_2	h_3	h_4	h_5	h_6	h_7	h_8	h_9	h_{10}	h_{11}	h_{12}	h_{13}	h_{14}	h_{15}	
t_0	1	0	0	1	1	1	0	0	1	1	0	1	1	0	1	✓
t_1	1	0	1	1	1	1	1	0	0	1	0	1	1	0	1	

表2.4　ハッシュ H とエラー信号 R と運動指令 F の関係（4）

t_n	ハッシュ H																r_j
	h_0	h_1	h_2	h_3	h_4	h_5	h_6	h_7	h_8	h_9	h_{10}	h_{11}	h_{12}	h_{13}	h_{14}	h_{15}	
t_0	1	0	0	1	1	1	0	0	1	1	0	1	1	0	1	✓
t_1	1	0	1	1	1	1	1	0	0	1	0	1	1	0	1	
t_2																	
t_3																	
t_4																	
t_5																	
t_6																	
t_7																	
t_8																	
t_9																	
t_{10}																	
t_{11}																	

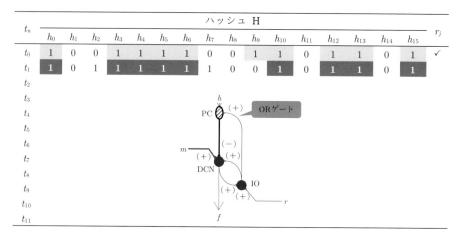

さらに運動が進み、時刻 t_2 で再びエラー信号「✓」がもたらされたとしよう。表2.5のように、h_i 値が「1」の PC のうち、状態①のものはすべて発火し、状態②へ移行する。つまり、R 信号には、そのときのハッシュ H に合わせてラッチを組み替えていることがわかる。

このような簡単なルールに基づいて、その後のハッシュ H と F 信号の関係を見てみよう。表2.6を見ると、R 信号が来ない時間が続くと、状態③の出現個所が偏ることに気付くのではないだろうか。つまり、問題がない状態では、発火が特定の PC に限定されるのだ。この高頻度に発火を繰り返した PC は、そのベース電位が上昇し、いずれは一時的な OR ゲートから常態的な OR ゲートへ移行する。こうなれば、もはや R 信号の有無に関係なく、PC はラッチ状態が維持される。すなわち、成功体験を学習することで、それ以降、この成功体

表 2.5　ハッシュ **H** とエラー信号 **R** と運動指令 **F** の関係（5）

t_n	ハッシュ **H**																r_j
	h_0	h_1	h_2	h_3	h_4	h_5	h_6	h_7	h_8	h_9	h_{10}	h_{11}	h_{12}	h_{13}	h_{14}	h_{15}	
t_0	1	0	0	1	1	1	1	0	0	1	1	0	1	1	0	1	✓
t_1	1	0	1	1	1	1	1	1	0	0	1	0	1	1	0	1	
t_2	1	1	0	0	0	1	1	0	1	0	0	0	1	1	1	0	✓
t_3																	
t_4																	
t_5																	
t_6																	
t_7																	
t_8																	
t_9																	
t_{10}																	
t_{11}																	

表 2.6　ハッシュ **H** とエラー信号 **R** と運動指令 **F** の関係（6）

t_n	ハッシュ **H**																r_j
	h_0	h_1	h_2	h_3	h_4	h_5	h_6	h_7	h_8	h_9	h_{10}	h_{11}	h_{12}	h_{13}	h_{14}	h_{15}	
t_0	1	0	0	1	1	1	1	0	0	1	1	0	1	1	0	1	✓
t_1	1	0	1	1	1	1	1	1	0	0	1	0	1	1	0	1	
t_2	1	1	0	0	0	1	1	0	1	0	0	0	1	1	1	0	✓
t_3	0	1	1	1	1	0	0	0	1	1	1	1	0	0	0	1	
t_4	0	1	1	0	0	0	1	1	1	0	0	0	0	0	1	1	
t_5	1	1	1	0	0	0	1	1	1	0	0	0	0	0	0	1	✓
t_6	1	1	1	0	0	0	0	1	1	0	1	0	0	0	1	1	
t_7	1	0	0	1	1	0	1	0	0	1	1	0	0	0	1	1	
t_8	1	0	0	0	1	1	1	0	0	1	1	0	0	0	1	1	✓
t_9	0	0	1	1	1	1	0	0	1	0	1	0	0	1	1	1	
t_{10}	0	0	0	1	1	1	0	1	0	1	1	0	0	0	1	1	
t_{11}	0	0	0	1	1	1	0	1	1	1	0	0	0	0	1	1	
t_{12}	1	0	0	1	1	1	0	1	0	1	1	0	0	0	1	1	
t_{13}	0	0	0	1	1	1	0	1	0	1	0	1	0	0	1	1	
t_{14}	1	0	0	1	1	1	0	1	1	0	0	0	0	0	1	1	

験と同じハッシュ**H**が来れば、条件反射的に同じ**F**信号を出力することになる。このような働きは、成功体験と運動指令の関係が強化されたといえるだろう。

以上の結果から、小脳回路の動作を簡単な文章にまとめた。

「小脳回路は、まず過去の成功体験と似た状況においては同じ行動を条件反射的に選択し、問題が発生すると行動様式を変え、その結果問題がなければこの行動を強化し新たな成功体験に加える。」

まるで本物の小脳のようではないだろうか。

「赤信号」は「進め」のサイン？

この「ハッシュ-ラッチ・モデル」を前提に、深小脳核細胞（DCN）へ投射される3つの信号について詳細に調査すると、ある矛盾の存在に気付いた。図2.5に示すように、下オリーブ核（IO）からプルキンエ細胞（PC）へ伸びる登上繊維は太く、ここを通る信号は強いことが知られている。さらに、この登上繊維はPCだけでなく、途中で分岐しDCNへも伸びる。したがって、IOからDCN

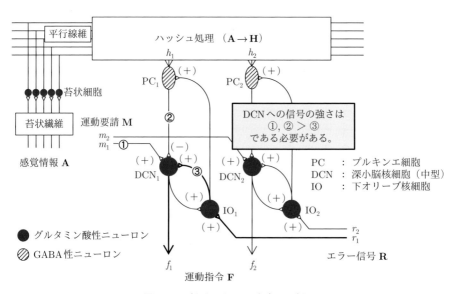

図2.5　R信号による 不本意な**F**信号

へ向かう信号（信号③）も同様に強いはずだ。この事実を踏まえると、**R**信号によってIOが発火すると、PCからの信号（信号②）に関係なく、この信号③だけでDCNは発火し、**M**信号（信号①）が「0」であっても**F**信号が「1」として出力してしまう。これは、本来停車を促すべき赤信号が、運転手にアクセルを踏ませるようなもので、極めて不都合な事実である。信号③は、信号②による発火の抑制を阻止できるだけの強度があれば十分で、それ自身が単独で発火させてしまうほどに強くてはいけない。

　ここでもう一度、図 2.1 を見ていただきたい。深小脳核には、中型のグルタミン酸性ニューロンの他にも、このニューロンへ軸索を伸ばす小型の GABA 性ニューロンが多数存在している。今まで説明してきた DCN は、ここでいうところの「中型のグルタミン酸性ニューロン」にあたる。この、深小脳核内に存在する、多数の GABA 性ニューロンがどのような働きをしているか、現在の脳科学ではほとんど解明が進んでいない。しかし、上記矛盾点を解消するには何が必要か、という観点に立って眺めると、むしろ必然的な存在に思えてくるのではないだろうか。図 2.6 に示すように、IO からの軸索がこの GABA 性ニューロンへも伸びていれば、信号③の強度は必然的に弱まるからだ。つまり、強過ぎる信号③を適切なレベルに抑えなければならない。このような必要性を考えたとき、まさに、打って付けの場所に、打って付けのニューロンが存在していたのである。

第二章 擬小脳回路

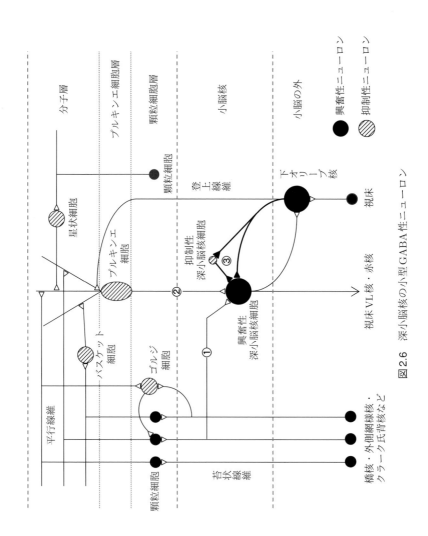

図 2.6 深小脳核の小型 GABA 性ニューロン

本物の小脳に匹敵する「1チップ小脳」

　実際の脳はアナログ的なはずだ、という先入観から、当初はアナログ信号処理を基本とした小脳回路を模索したが、それには静電容量の大きなキャパシターが必須であるという不都合な事実に直面した。集積回路の中に容量の大きなキャパシターを作り込もうとすると、それだけで多大な面積を占有するため、どんなに簡単な回路であっても高密度に集積することはできない。そこで、内部電位や信号波形などのアナログ信号をデジタル信号に置き換えて処理を行う、オール・デジタル回路化へ舵を切ることにした。幸いにもこの決断が、超大規模な小脳回路をたった1つのチップで実現できる、という想定外の効果をもたらした。

　文献によると、ヒトの小脳皮質には約1,500万個ものプルキンエ細胞があるとされる[6]。具体的には、約500個のプルキンエ細胞を基本単位とする短冊状の領域が整然と並び、その短冊の総数は約3万枚に上る。また、ヒトの場合、約100万個の下オリーブ核細胞があり、1つの下オリーブ核細胞が平均して15個程度のプルキンエ細胞へ登上繊維を伸ばしている。そこで、デジタル回路化にあたっては、PCとDCNとIOで構成される512個の小脳ループを基本単位とし、16個のIOへ同一のR信号を投射するものとした。したがって、M信号とF信号はともに512ビットで、R信号は32ビットである。

　図2.7に小脳回路の具体的な構成図を示す。本回路はハッシュ回路部とループ回路部で構成される。感覚情報Aの受信端子は最大で4,096本用意したが、必ずしもこれをすべて使い切る必要はなく、使用しない端子は「0」のままで良い。M信号を受けると、直前のV_Δ値とcf値がワーキング・メモリーから読み出され、直ちにF信号が出力される。そしてV_Δ値とcf値は更新され、次のM信号を待つ。さらに、プルキンエ細胞の発火に伴い増加するV_B値もワーキング・メモリーに保存される。

　現在一般的なASICのクロック周波数は、数十メガヘルツから数ギガヘルツである。一方、ヒトの感覚信号の周期に合わせて、小脳回路も30ミリ秒ごとに処理を実行すると仮定すると、その周波数は33ヘルツで、その差は実に10の7乗倍から9乗倍にも上る。つまり、ASIC化した小脳回路では、処理は30ミ

第二章　擬小脳回路

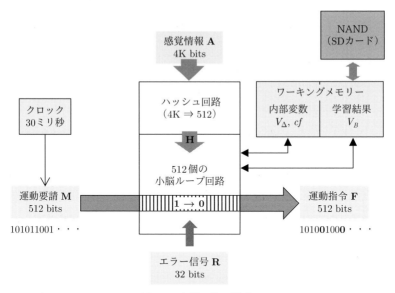

図2.7　小脳回路の構成

リ秒ごとのほんの一瞬で終わり、ほとんどの時間は休んでいることになる。これではあまりにももったいない。そこで、同一の回路に入出力データを入れ替え、30 ミリ秒の間に数千から数万セット分の処理を連続的に行うことを考えた。ヒトの小脳にプルキンエ細胞が約 1,500 万個あることを考えれば、約 3 万セット分の連続処理で、数の上ではヒトの小脳に匹敵したことになる。電池 1 つで何カ月も動作するような、超低消費電力な 1 チップ小脳が実現できるのである。

小脳回路を動かしてみてわかったこと

　小脳回路が適切に動作するか否かは、ある程度長期にわたって動作させた後、ベース電位 V_B の上昇が特定の PC に偏ってくるかにかかっている。そこで、この小脳回路を FPGA 評価ボードに実装し、実際に動作を確認した。ところが、予想に反して、V_B 値の偏りは全く見られなかった。その後の調査で、R 信号の頻度に問題があることが判明した。状態②から状態③への変化は、R 信号が止

んでから1サイクル後であり、**R**信号が連続している間、この変化は起こらない。ハッシュ**H**自体はランダムに近い傾向をもつため、**R**信号が連続していると PC はほぼランダムに発火したからであった。このような事態を避けるためには、**R**信号の頻度を **A** 信号の頻度よりも低く抑えればよい。このような頻度の違いは実際の小脳においても見られる現象で、これを参考とすれば、**R**信号は **A** 信号の 1／10 以下である可能性が高い。

そこで小脳回路の設定を変更し、**R** 信号は、問題が発生した瞬間に発報し、問題が解消されなくてもしばらくは発報を控えるようにした。すると、ようやく、特定の番地でV_B値が$ThrV_B$（学習のしきい値）を超えるようになり、ここでの PC は常態的な OR ゲートへ変化した。ただし、これらの PC でハッシュ **H** が「1」となる **A** 情報は 1 種類ではない。既に OR ゲート化した PC が他の状況でも優先的に発火してしまったことで、小脳回路の動き方が突然変わり始めた。すると、今度は **R** 信号の発報にも変化が生じ、他の番地でV_B値が上昇を始める。そして、ここでも$ThrV_B$を超えると、また以前とは異なる動きを始め、さらに他の番地でV_B値が上昇を始める。このような変化を何度か繰り返すうちにV_B分布が徐々にパターン化した。

しかし、ここで再び新たな問題が発生する。この動作をさらに続けると、ほとんどの番地でV_B値が$ThrV_B$を超え、飽和してしまったのだ。安定した運動は、ほんの一時で終わってしまった。もともと時間に伴って一律に減少する仕組みを用意していたが、その頻度を高めに設定するとV_B値は全く上昇しない。逆に、低めに設定して上昇を促すと、今度は、一度$ThrV_B$を超えた番地で二度と$ThrV_B$以下に戻らなくなった。これでは、いずれほとんどの番地で$ThrV_B$を超えてしまうのも当然である。その原因は、V_B値の増加速度が$ThrV_B$を境にそれまでの 2〜3 倍に跳ね上がるからであった。小脳回路は半永久に動作し続けなければならない。それには、V_B値を積極的に減らす、新たな仕組みが必要だったのである。

このV_B減少の新ルールは、PC へ入力される信号によるのが自然であろう。このような役割を担える軸索を現実の小脳のネットワークから探すと、登上繊維以外にない。そこで、登上繊維信号によってV_B値が減少するルールを、この小脳回路に加えることにした。こうして改めて実験を繰り返したところ、登上

繊維信号による減少量は、極端に大きな値に設定する必要があることがわかった。登上繊維信号によってV_B値は大きく減少し、問題がなければその後の連続発火によって徐々に盛り返しプラスに転じる。一方、再び問題が発生すれば、V_B値はさらに大きく減少する。こうすることで、V_B値は、2～3倍に跳ね上がった上昇圧力に打ち勝ち、再び$ThrV_B$以下へ戻ることができたのである。

この、登上繊維信号によってベース電位が一時的に大きく落ち込む現象は、伊藤正男先生の功績である、シナプス長期抑制（LTD）発見の元となった現象に大変よく似ている。小脳回路が半永久的に動作し続けるように選んだ設定パラメータが、実際の小脳で起きている現象をよく再現していたという事実は大変興味深い。

また、実際に小脳回路を動かしてみて改めてわかったことは、小脳回路が学習するのは成功体験ではないという事実であった。**R**信号の発報が学習開始の号令となるが、成功状態が続く限り、**R**信号は発報しない。つまり、成功している間は何も学習しないのだ。実際に学習したのは、失敗した直後に、これを上手く切り抜けた経験であった。失敗を経験しなければ、この小脳回路は何も学習しない。なんとも人間的な学習機能である。

学習を妨げる「過保護と放任」

これまでの一般的な制御技術では、まずモデル式を立てて、その式に基づいて最適な制御方式を模索するわけだが、このときできる限りモデル式を簡略化しようと試みる。これは、モデル式が簡略なほど制御し易いからで、概して、複雑なモデル式では精緻な制御は困難だ。あるいは、現象が統計的に扱える程度に繁雑であると仮定し、統計的手法を用いて制御を行う場合もある。これは、完璧にランダムな現象は確率論を用いて簡単な式で表せるからだ。このように、従来からの制御技術では、繁雑さにおける両極端のいずれかにあてはめることで、モデル式が複雑化するのを避けている。しかし、現実には両者の間である場合が多い。この、現実とモデル式の差が制御の限界を示すことになる。

このように、数式化が難しいほどに現象が繁雑だが、統計的に扱えるほどにランダムではない場合に、この小脳回路を用いた制御は有効だと思われる。し

かし、小脳回路には、運用の初期段階において、たびたび迷走する可能性がある。いつまでも成功条件が見つからず、迷走から抜け出せないのだ。もともとこの回路には、目的地へ向かうように故意に仕向ける仕組みはなく、たまたま偶然に出現した成功体験を拠り所にこれを繰り返すわけだから、成功体験に遭遇するか否かはあくまでも運しだいである。そこで、そのような迷走に突入したときの対策を、人や動物がとる行動を参考に考えてみたい。

　歩き始めた赤ん坊は大変危なっかしい歩き方をしている。そして転びそうになると周囲の大人が慌ててこの赤ん坊を抱き上げ、正常な姿勢に戻してあげるだろう。動物においても全く同じことで、子猫が危ないところへ行きそうになると、すぐに親猫が現れて子猫の襟首を咥え、安全な場所へ連れて行ってしまう。つまり、迷走の度が過ぎると、外力によって適正な状態へ引き戻す仕組みが、自然界には初めから備わっているのである。赤ん坊や子猫が単独で存在していたら危険この上ないが、現実には大人や親猫の介入によって著しく危険な状況に陥ることを回避している。

　このような事実から、小脳回路を用いた制御システムの運用初期段階においては、危険な状況に陥った場合にシステムを止めて、強制的に安全な状態へ導く仕組みを備えておく必要があることがわかる。この仕組みを「お節介」と呼ぶことにしよう。効率的な学習には迷走状態が必須であり、頻繁にお節介を繰り返してはいつまでも学習できない。しかし、お節介を躊躇し過ぎると、逆に危険な状況に晒してしまうことになる。お節介もたまには必要なのだ。これは、子どもの躾や教育における、過保護と放任の関係に良く似ている。

参考文献

1) N. Uesaka, *et al.*, "Retrograde Semaphorin Signaling Regulates Synapse Elimination in the Developing Mouse Brain," *Science*, **344**, (2014) p.1020.
2) M. Kawato, K. Furusawa, and R. Suzuki, "A hierarchical neural-network model for control and learning of voluntary movement," *Biol. Cybern.*, **57**, (1987) p.169.
3) M. Kawato and H. Gomi, "Computational models of cerebellar motor learning," *Trends in Neurosci.*, **16**, (1993) p.177.
4) H. Nakayama, *et al.*, "GABAergic inhibition regulates developmental synapse elimination in the cerebellum," *Neuron*, **74**, (2012) p.384.
5) J. Eilers, *et al.*, "GABA-mediated Ca^{2+} signalling in developing rat cerebellar Purkinje neurons," *J. Physiol.*, **536**, (2001) p.429.
6) A. Escober, E. D. Sampedro, and R. S. Dow, "Quantitative data on the inferior olivary nucleus in man, cat, and vampire bat," *J. Comp. Neurol.*, **132**, (1968) p.397.

第三章

擬大脳基底核回路

　やたらと細かく指示を出したがる上長と、それを完全に見切った部下。大脳基底核の働きはそんな社内の人間関係によく似ている。
　その日の気分や周囲の声に振り回されて、いい加減な指示を出し続ける上長がいる。彼の指示を一々忠実に実行していては、絶えず細かく動き回り、周囲からは落ち着きのない異常な行動と思われてしまうだろう。一方、すべての指示を無視していると、動作が緩慢になり、全くやる気のないやつだと思われてしまうだろう。
　大脳基底核は、これまでに経験がある命令に対してはすぐに実行し、未経験の命令に対してはしつこく言われるまで待ってから実行に移す。そうやって、大して重要でない命令を程よく無視し、本当に重要な命令を見定めているように思える。
　昔からよく言われるではないか。上長からの指示は、3回言われてから始めるくらいが丁度良いと。ここでの上長は「大脳皮質前頭前野」、部下は「線条体」を指しており、決して具体的な人物を指したわけではない。

第三章 擬大脳基底核回路

小脳の致命的な欠陥

　小脳回路には、状況が変化したときに自らその新たな状況に慣れるように変化する特徴がある。これは、置かれた状況に合わせてV_B値の分布が自然に組み替わることに起因した、小脳回路に特有な機能である。しかし、この機能は、状況が徐々に変化する場合にのみ有効で、2つの状況に同時に対応することはできない、という問題があった。状況がAからBへ変化した場合、小脳回路もそれに合わせて徐々に変化するが、状況Aと状況Bの両方に同時に対応させようとすると、状況Aと状況Bの間を行ったり来たりし、どっちつかずになってしまうからだ。この問題を解消するためには、状況Aと状況Bで別々の小脳回路を用意しなければならない。

　ここで小脳回路の仕組みを調べ直すと、この小脳回路は、M信号が「1」のループ回路しか実際には使っていないことに気付く。すなわち、状況に応じて「1」となるM信号の分布を適当に振り分けることで、実質的には状況の数だけ別々の小脳回路を用意したことになる。このような問題意識をもって脳の他の器官を調査していたところ、大脳基底核がこのような働きに適した器官であることを発見した。

大脳基底核はノイズ除去フィルター

　図3.1は、線条体を中心とする大脳基底核のネットワークである。線条体への入力信号は、大脳皮質の2箇所からそれぞれ独立にもたらされる。1つは前頭前野あたりから送られて来る、主に思考に関連した信号であり、もう1つは一次運動野などから来る、主に運動に関連した信号である。このことから、「思考」と「運動」の結び付けが、大脳基底核の主な役割であると予想される。当然、どちらの信号線も実際には1本ではなく多数存在するが、前者は1本1本が単独に機能し、後者は複数本がまとまって一斉に機能すると考えた。また、視床からの出力が、小脳へのM信号に相当する。

　大脳基底核の仕組みを考える前に、大脳基底核の機能不全を原因とする病気

大脳基底核はノイズ除去フィルター

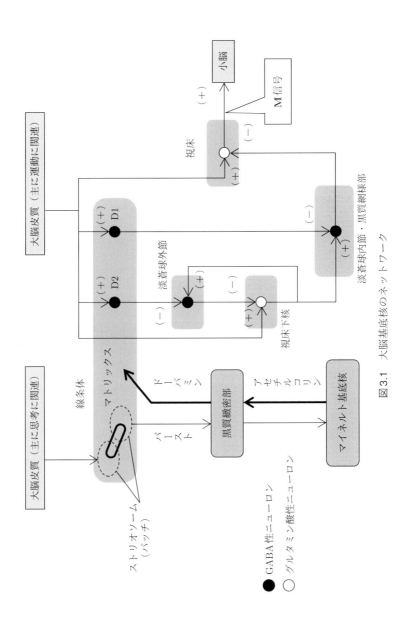

図3.1 大脳基底核のネットワーク

について考えてみよう。大脳基底核を原因とする病気には、対照的なパーキンソン病とハンチントン舞踏病が挙げられる。パーキンソン病に特徴的な症状は「寡動(かどう)」と呼ばれ、具体的には、筋肉が固縮などして動きづらくなる、いわゆるボーっとしている状態である。一方、ハンチントン舞踏病はその逆で、「不随意運動」と呼ばれるように、絶えず細かく動き続けてしまう。このことから、大脳基底核の機能が一方へ極端に偏った状態がパーキンソン病で、反対側のもう一方へ偏った状態がハンチントン舞踏病であると考えられる。大脳基底核の主な機能とは、パーキンソン病とハンチントン舞踏病の間にある適切な状態に保つことだといえるだろう。具体的には、大脳皮質からもたらされる、運動に関わる信号をそのまま小脳へ出力すると、ハンチントン舞踏病患者のように行動してしまい、逆に、抑え過ぎてしまうとパーキンソン病患者のように行動してしまう。また、その調整を黒質緻密部から投射されるドーパミンが担っている。

　線条体の内部には、島状の領域(「ストリオソーム」、または、「パッチ」と呼ばれる)が無数に埋もれており、それ以外の領域は「マトリックス」と呼ばれる。このマトリックス部には、約2％の割合でアセチルコリンを分泌するコリン性ニューロンが存在する。また、線条体内にはドーパミンD1受容体をもつGABA性ニューロンと、ドーパミンD2受容体をもつGABA性ニューロンがそれぞれ存在し、この両者に対して大脳皮質からの運動に関連する信号がそれぞれ投射されている。

　生物の進化から見ると、線条体は扁桃体と関連が深い器官なのだそうだ[1]。また、ここでもバーストが度々発生しており、このバースト信号は黒質緻密部へ投射され、ここから線条体マトリックス部へドーパミンが投射されている。このことから、線条体内では扁桃体と同様に閉ループが形成され、発振現象を引き起こしている可能性が考えられる。(扁桃体でのバースト現象については、次章を参照してください。)ただし、扁桃体では、外部の側坐核からドーパミンを中和するアセチルコリンが供給されるのに対し、線条体では、内部にアセチルコリンを生成するコリン性ニューロンが存在する。このことから、線条体内は常にアセチルコリンで満たされていることが予想される。線条体内で発生している一定周期の自発的な信号は、このアセチルコリンの供給に関連するもの

だと私は考えている。これが事実であれば、バーストは局所的、かつ、短時間で収束するだろう。

バーストを停止させるためには、黒質緻密部へも外部からアセチルコリンを供給する必要がある。このような理由からコリン性ニューロンを含む器官を探したところ、すぐ近くにマイネルト基底核があることを発見した。マイネルト基底核は、黒質緻密部からの投射によってアセチルコリンを生成していることがわかっている。しかし、その具体的な役割はほとんど解明されていない。

線条体の内部には、多くのGABA性ニューロンが存在している。この線条体でのバースト現象が扁桃体のそれと全く同じ原理によって発生しているならば、この現象が発生する条件は、以下の2つに限定されるだろう。1つは、大脳皮質前頭前野あたりから送られてきた情報が、過去にバーストを発生させたものと同じとき。もう1つは、この情報がある程度の強さ（ある程度の長きにわたり連続的であること）をもった場合である。情報の受け手となるストリオソーム部のニューロンにおいて、そのベース電位が既に高い状態にあれば、容易に発振を始める。また、たとえベース電位が低くても、連続的な信号であれば残留電位が徐々に上昇し、いずれ発振を始める。その結果、このニューロンはベース電位を上昇させるのである。

そもそもハンチントン舞踏病を見ればわかるように、大脳皮質運動野からの信号にはノイズが多い。つまり、大脳基底核は、この信号に対するノイズ除去フィルターの役目を果たしているように思える。一方、小脳は、大脳基底核からのラフな信号に対し、運動を滑らかに整える働きをしているものと考えられる。このように考えると、大脳基底核と小脳は、運動に対する2段階の信号処理を、それぞれ分担しているように見えるだろう。次節では、回路化を目的とし、もう少し踏み込んでみたい。

この複雑さはグルタミン酸性ニューロンのせい

図3.1に示した大脳基底核のネットワークの動作について、具体的に考えてみよう。まず、黒質緻密部からまだドーパミンが投射されていないときの状態について考察する。図3.2に示すように、ドーパミンが未投射の状態では、線

条体内はアセチルコリンで満たされているため、D2 受容体をもつ GABA 性ニューロンは発火が亢進され、D1 受容体をもつ GABA 性ニューロンは発火が抑制される。その結果、主に運動に関連する大脳皮質からの信号は、中継点である視床で遮断される。

一方、黒質緻密部からドーパミンが投射されると、今度は図 3.3 のように、D1 受容体をもつ GABA 性ニューロンは発火が亢進され、D2 受容体をもつ GABA 性ニューロンは発火が抑制される。その結果、それまで遮断されていた信号伝達がここだけ開通する。つまり、ドーパミンが線条体内に一時的、かつ、局所的に投射されることによって、信号伝達が開通する領域を振り分けている。ここを通る信号が小脳へ送られ、M 信号となる。

実際のところ、視床下核から淡蒼球内節・黒質網様部への信号に関しては、間引きが行われている可能性も考えられる。この信号線は、途中で分岐して淡蒼球外節へも伸びるため、連続した信号に対しては、2 回に一度の割合で抑制性信号が視床下核へ送られる。しかし、淡蒼球内節・黒質網様部の GABA 性ニューロンへは、D1 受容体をもつ線条体の GABA 性ニューロンから抑制性信号がもたらされているため、視床下核からの信号の有無にかかわらず、ここの GABA 性ニューロンが発火することはない。その結果、ドーパミンが投射されている間、大脳皮質からの信号が視床をそのまま通過することに変わりない。

次に、ドーパミンが投射されたが、まだ十分に機能するまでには至らない、といった中間的な状態について考えてみよう。これは、D1 受容体をもつ GABA 性ニューロンと D2 受容体をもつ GABA 性ニューロンの両方が同時に発火を抑制したり、抑制しなかったりした状態で、実際のところ、どちらになるかは D1 受容体と D2 受容体の特性しだいである。

まず、「両者の発火がどちらも抑制されない」中間状態について考える。この場合、図 3.4 に示すように、大脳皮質からの信号が視床をそのまま通過することになる。つまり、ここでは、大脳基底核はドーパミンの投射に過敏に反応する、といえるだろう。一方、「両者の発火が同時に抑制される」中間状態について考えると、図 3.5 に示すように、視床から小脳へ向かう M 信号は、視床下核の不安定な発火の影響をまともに受けて、動作が不安定化することが予想される。

この複雑さはグルタミン酸性ニューロンのせい

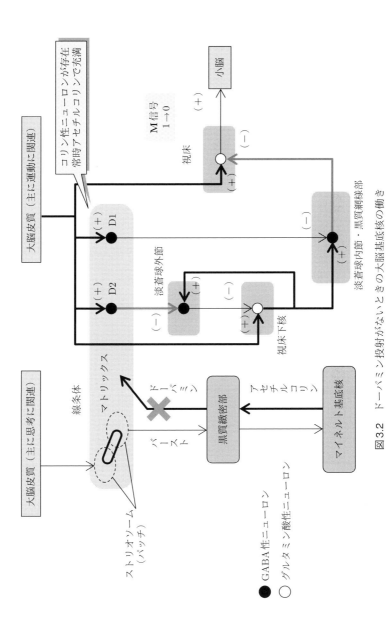

図3.2 ドーパミン投射がないときの大脳基底核の働き

第三章　擬大脳基底核回路

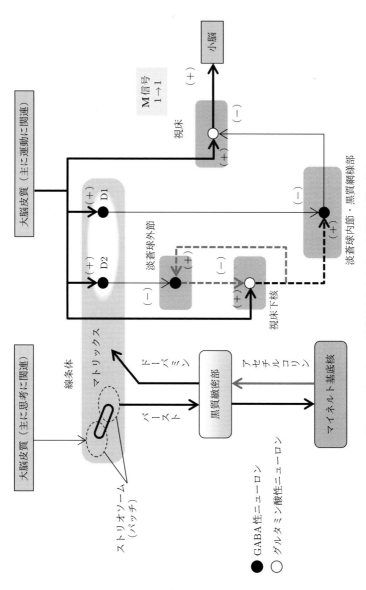

図3.3　ドーパミンが投射されたときの大脳基底核の働き

この複雑さはグルタミン酸性ニューロンのせい

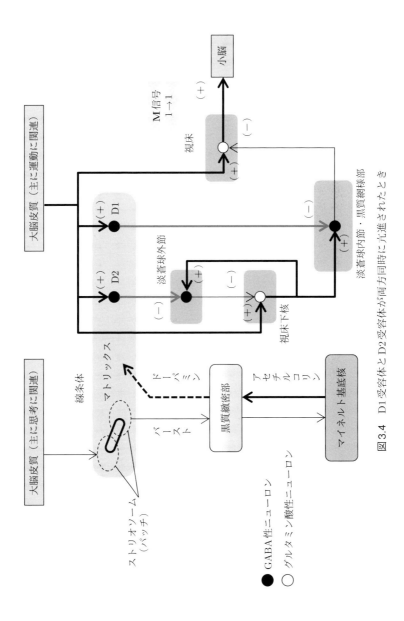

図3.4 D1受容体とD2受容体が両方同時に亢進されたとき

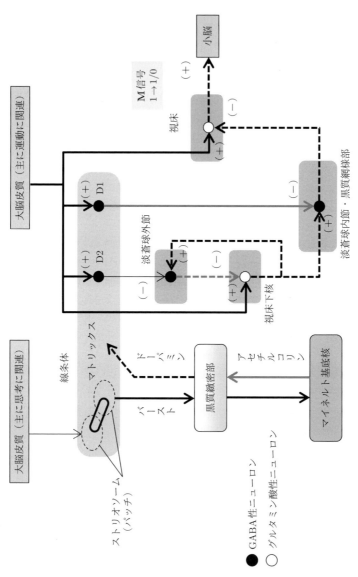

図3.5　D1受容体とD2受容体が両方同時に抑制されたとき

表 3.1　ドーパミンに対する反応

	ドーパミンなし	中間状態	ドーパミンあり
Case 1	1→0 （図 3.2）	1→1 （図 3.4）	1→1 （図 3.3）
Case 2	1→0 （図 3.2）	1→1/0 （図 3.5）	1→1 （図 3.3）

　これまでの考察を表 3.1 のようにまとめると、線条体では、D1 と D2 の受容体をもつ 2 種類の GABA 性ニューロンを巧妙に利用することで、視床への抑制性信号をスイッチングし、大脳皮質の運動野から小脳へ向かう信号伝達を制御している。ただし、中間状態まで考慮すると、ドーパミン投射に過敏に反応する場合（Case 1）と、スイッチングが不安定になる場合（Case 2）の 2 つのケースが考えられる。

　ところで、ここで説明した大脳基底核の働きに比べ、このネットワークの複雑さはどういうことだろうか。グルタミン酸ニューロンに発火を抑制したり、亢進したりする受容体があれば、ここまで複雑なネットワークを構成する必要はない。逆に、そのような受容体が存在しないために、大脳基底核はこのような複雑な構造に進化せざるを得なかったのかもしれない。

小脳との連携①：運動安定化

　線条体内部にはほぼ一様にコリン性ニューロンが存在し、ここでは一定の周期で何らかの信号が発せられている。この 2 つの事実から想像するに、線条体内は常に一定量のアセチルコリンで満たされている可能性が高い。一定の周期でアセチルコリンが生成されていると考えられるからだ。この状態に黒質緻密部からドーパミンが投射されると、ドーパミンは図 3.6 のように局所的に分布し、すぐにアセチルコリンによって中和されてしまうだろう。これは、青色の強いアルカリ性 BTB 溶液の中に、酸性の液を数滴たらしたときの様子を思い浮かべれば想像し易い。滴下した瞬間黄色く変色するが、この状態は一時的で、直に元の青色に戻ってしまう。

第三章　擬大脳基底核回路

　この大脳基底核からの出力信号の行き先が小脳であることを思えば、線条体全体でのドーパミン分布と小脳回路の M 信号の分布は、ほぼ 1 対 1 の関係があると考えて良いだろう。M 信号は、図 3.6 で表す白く薄れた領域のみを通過し、それ以外ではすべて「0」となる。

　小脳回路の中で実際に稼働している小脳ループは M 信号が「1」であるものに限定される。すなわち、M 信号が「0」の場合、その小脳回路は使用されない。状況の変化に応じて、使われる小脳回路が逐次変遷し、かつ、似た状況では同じ小脳回路が使われる。そこで、図 3.7 のように、状況に応じて使用する

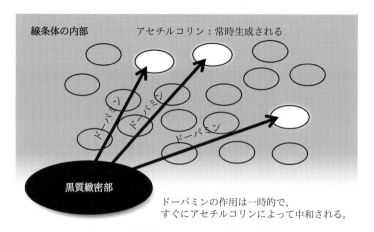

図3.6　線条体へのドーパミンの局在投射

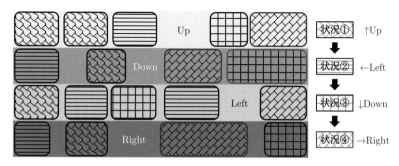

図3.7　M信号の有効域の選択

M 信号の領域を切り替えたと考えると、これは図 3.6 に示すドーパミンの投射域と酷似していたのである。

小脳との連携②：行動の企画

　大脳基底核は、小脳への M 信号の使用領域を適切に振り分け、小脳における運動安定化機能をサポートしている可能性があることを示した。それでは、その使用領域の振り分けは、どのようなルールに従って行われるべきだろうか。

　その時々の状況に応じて振り分けが行われるのであれば、大脳基底核へも小脳の A 情報にあたる情報が送られる必要があるが、でたらめに振り分けるのではなく、似たような状況では似た振り分けとなるようにしたい。こう考えると、多段化したニューラル・ネットワークのような緩やかなハッシュ回路が、ここに介在するのが相応しい。ここで再び小脳へ目を向けると、小脳からの F 信号は視床を介して各筋肉へ伝達されるが、視床からの信号には大脳皮質へ送られるものも存在する。つまり、この F 信号の一部が大脳皮質の前頭前野あたりへ送られ、ここでハッシュ化されたのちに線条体へ入力される。このような信号経路は実際の脳にも存在するし、大脳皮質は、このようなハッシュ化に適したニューラル・ネットワークでもある。

　以上の考察から、小脳と大脳基底核の関係は、図 3.8 のように表すことができるだろう。（1 次）小脳からの F 信号によって（2 次）小脳への M 信号の使用領域が振り分けられるわけだが、このとき振り分け方に偏りがあると、それはそのまま運動方向を決定したことになる。すなわち、過去の成功体験に従って、偏り具合も次々に決定するのだから、ここから運動手順の企画に相当する機能が創発されたといえるだろう。

　あるタイミングで筋肉 A に対応する部分にドーパミンが投射されれば、筋肉 A が動き、次に筋肉 B に対応する部分にドーパミンが投射されれば、筋肉 B が動く。このとき、小脳は、過去の経験に基づいて F 信号を決定するため、上手くいった動作は強化され、そうでないものは無視される。そうやって、M 信号の使用領域を適度に切り替えるだけでなく、過去の経験に基づいて動作に重みづけを与えることで、適切な運動手順が自然に企画されるのである。

第三章　擬大脳基底核回路

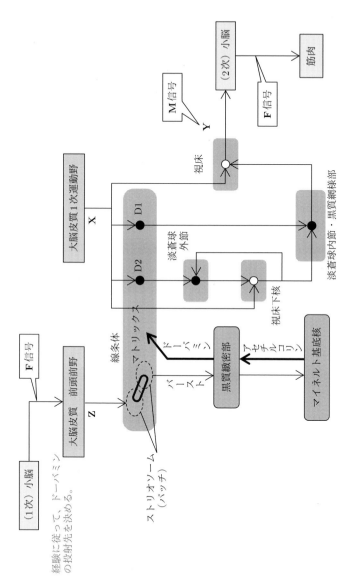

図3.8　大脳基底核への小脳の2段階関与

体部位再現説がないと、筋肉は動かない

　これまでの議論から、大脳基底核と小脳は、どちらも信号を間引くことで運動を制御していることが推察される。これが事実であれば、大脳皮質の一次運動野から大脳基底核へ送られる信号は、間引きに耐えられるほどの十分な信号量が確保されていなければならない。もともとの信号が少なければ、間引いた後に残らないからだ。一方、大脳皮質の中で一般にやり取りされる信号は十分に希薄であることがわかっており、この事実と明らかに矛盾する。つまり、大脳基底核と小脳の連携によって筋肉を動かそうとすると、図 3.9 に示すような、少ない信号から特定の筋肉全体をカバーする多数の信号を作り出す仕組みが必要であり、このような仕組みがなければ、この筋肉はほとんど動かないはずだ。

　この少ない信号から多数の信号を作り出す仕組みを考える上で、体部位再現説と $\alpha - \gamma$ 運動信号系の存在は大変好都合である。次に、この仕組みについて説明したい。

　体性感覚野と一次運動野は中心溝を挟んで向かい合っているだけでなく、対応する体部位もそれぞれ向かい合っていることが知られている。図 3.10 は、有名なペンフィールドの体部位局在図である[2]。

　感覚野と運動野が互いに向かい合う最大の利点は、感覚野が受けた信号をそのまま運動野からの出力信号に変えることができることだろう。この仕組みにより、特別な指示がない限り、緊張している筋肉はそのまま緊張し続けることを、デフォルトの設定とすることができる。コップを手にもっているときは、

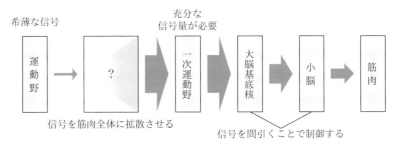

図3.9　大脳皮質から筋肉への信号経路と信号量

第三章　擬大脳基底核回路

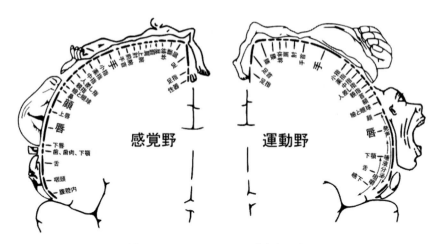

図3.10　ペンフィールドの体部位局在図

　意識しなくてもコップをもち続け、立っているときは、意識しなくても立ち続ける。このようなデフォルトの命令系統が自然に作られていれば、その他の脳への負担は大幅に減るはずだ。
　さらに、図3.11のように、大脳皮質運動野から直接筋肉を収縮させる信号が存在すれば、この信号による少数の筋繊維収縮は特定の筋肉全体を引っ張り、この引っ張られたことを感じた求心性信号は大脳皮質の体性感覚野へ送られる。さらに、この受動的信号はそのまま一次運動野で能動的信号に変換される。こうして、少量の筋繊維の収縮が、その筋肉全体に信号を拡散させることになるわけだ。

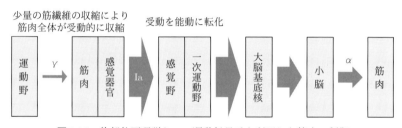

図3.11　体部位再現説とα–γ運動信号系を利用した筋肉の制御

このように考えると、大脳皮質から筋肉へ向かう遠心性信号には、運動野から直接筋肉へ向かう信号と、運動野から大脳基底核・小脳を介して筋肉へ向かう信号の2系統必要であることがわかる。ところで、実際のヒトの筋肉にも、遠心性信号は2系統存在することが知られている。一方はγ線維信号、他方はα線維信号である。また、ここでの求心性信号に対応するものとして、Ia線維信号も実際に存在している。

　脳科学の文献を見ると、「フィードバック」という単語がよく出てくる。このような工学用語が生理学においても普通に使われるようになったのは、明らかにサイバネティクスの功績である。しかし、実際にフィードバック制御を行おうとすると、基準とすべき正しい値と、基準と現実の差を計測する仕組みの両方が必要になるが、そのような計算処理を行っている器官や部位がまだ脳の中から見つかっていない。特に、基準値を知ることは現実の機器でもかなり難しいのに、なぜそれが生物の脳では簡単にできていると主張できるのだろうか。フィードバック制御のような高度な制御技術が、脳の中で実際に行われているかのように専門家をも信じ込ませてしまったのは、むしろサイバネティクスの罪過であったと私は思う。たとえば、「α線維信号とγ繊維信号の協調によるフィードバック制御」という説明では、具体的な仕組みを想像できる人はまずいないだろう。抽象的な専門単語を並べてわかった気にさせる話術は要注意だ。一方、ここで説明した小脳や大脳基底核の仕組みに、このような高度な制御法は必要ない。図3.11に示す順序で、ただ信号線を繋げば良い。

　フィードバック・システムは、粗な動作を補正し精緻な制御を実現するためのものだが、それがなければ全く動かないというものではない。なくても粗雑には動く。したがって、γ線維信号がフィードバック制御にかかわっているのなら、これが阻害されても筋肉自体は動くはずだ。逆に、全く動かないのであれば、フィードバック制御とは無関係と考えるべきであろう。

第三章　擬大脳基底核回路

参考文献

1) 松波謙一・内藤栄一共著：「ライブラリ脳の世紀：心のメカニズムを探る5、最新 運動と脳 改訂版 体を動かす脳のメカニズム」サイエンス社（2000）.
2) ワイルダー・ペンフィールド著：「脳と心の神秘」法政大学出版局（2011）.

第四章

擬扁桃体回路

　扁桃体は「快感」と「恐怖」の仕分けを行っているといわれているが、両者の間に実質的な違いはほとんど見あたらない。扁桃体での「バースト現象」を電気回路における「発振現象」と捉えると、単にバーストがドーパミンによって促進されるか、ノルアドレナリンによって促進されるかの違いしかないようなのだ。扁桃体でのバーストは海馬を介して大脳へも作用する。これは日常生活における「意識する」という行為ではないだろうか。ノルアドレナリンの分泌は同時に視床へ作用し動物は眠りから目覚める。したがって、命にかかわる危機を意識したとき、素早く目を覚ます仕組みがあった方がその動物は生き残り易かっただろう。しかし、何でもかんでもノルアドレナリンが分泌されては身体がもたない。そこで、命の危機には関係ないが、認識する必要があるものに対してドーパミンがある。そのように考えれば、扁桃体の本質は「意識」であって、「快感」と「恐怖」の仕分けはその過程で生じる副次的なものなのかもしれない。

　自分の優秀さを誇示し、何の根拠も示さずに他者の説を全否定する研究者によく出会う。私の経験では、そんな研究者はしばしば面白い行動をとる。たとえば、その筋の有名な先生の名を挙げてその先生の偉大さを称揚し、さらに自分がその先生といかに親しいかを強調する。そうやって間接的に自分の偉大さを誇示したりするのだ。ところが実際にその大先生にお会いしてみると、「そんな人物は知らない。」と答える場合がほとんどだ。このような研究者に会うたびに、私の脳は盛んにノルアドレナリンを分泌している。
　本当に偉大な成果を残した先生方は、（一部の例外を除いて）一様に謙虚で真摯だなあと感じることが多い。科学に対するそのような姿勢が、彼らに偉大な成果をもたらしたのだろうとさえ思う。逆に、どんなに社会的地位が高かろうと、根拠を示さずに全否定するような人物には、耳を貸さない方がよいと思っている。研究者にとって重要なことは、偉い先生の説を盲信することではなく、自分の頭で考えることだと私は思う。
　そういえば、こんな名言があったなあ。

"Autoritätsdusel ist der grösste Feind der Wahrheit."

Albert Einstein

「*自分自身で納得するまでは、教科書の記述も疑ってかかれ。*」

西澤　潤一

第四章　擬扁桃体回路

扁桃体の本業はバーストの発生

　古くから快感や恐怖と深く関連した器官であるといわれている扁桃体は、左右一対あり、それぞれの内部には6つの神経核が存在する。ここから海馬歯状回へ伸びる軸索が確認されており、「バースト」と呼ばれる現象が発生するたびに、短い周期の連続信号が海馬へ送られている。また、バースト発生時には、ドーパミンやノルアドレナリンなどの神経伝達物質が脳内へ広く投射される。

　ドーパミンには脳の活動を活発化させる働きがあることが知られている。しかし、ドーパミン自体には信号伝達の主体であるグルタミン酸性ニューロンに対する直接的な亢進作用はなく、D2受容体、あるいはD4受容体を有するGABA性ニューロンに対して、むしろ発火を抑制する方向で作用する。つまり、抑制作用をもつニューロンを抑制することで、信号伝達を活発化させるのだ。また、ノルアドレナリンにもほぼ同様な作用があり、こちらはα2受容体を有するGABA性ニューロンに対して発火を抑制する。扁桃体の中でこれらの受容体が存在する神経核は内側核と中心核の2つに限定され、D2受容体は内側核に、α2受容体は中心核に局在している。

　扁桃体からの信号の出力元は3つの神経核が担っている。そのうちの2つがこの内側核と中心核で、内側核は腹側被蓋野へ出力し、中心核は青斑核へ出力する。そして残る1つは基底外側核であり、海馬歯状回へのバースト信号はここを起点としている。

　扁桃体とその周辺における、信号や神経伝達物質の投射関係を図4.1に示す。腹側被蓋野から扁桃体へドーパミンが投射され、扁桃体と腹側被蓋野の両方へ側坐核からアセチルコリンが投射される。また同様に、青斑核から扁桃体へノルアドレナリンが投射され、扁桃体と青斑核の両方へ縫線核からセロトニンが投射される。このように、神経伝達物質に着目して扁桃体とその周辺を俯瞰すると、ドーパミン系とノルアドレナリン系が極めて対称的であることに気付く。さらに扁桃体の外へ視野を広げると、ドーパミンがあるところには必ずアセチルコリンが存在し、ノルアドレナリンがあるところには必ずセロトニンが存在する。たとえば、線条体には黒質緻密部よりドーパミンが投射されるが、ここにはアセチルコリンを産出するコリン性ニューロンが2％程度の割合で存在す

扁桃体の本業はバーストの発生

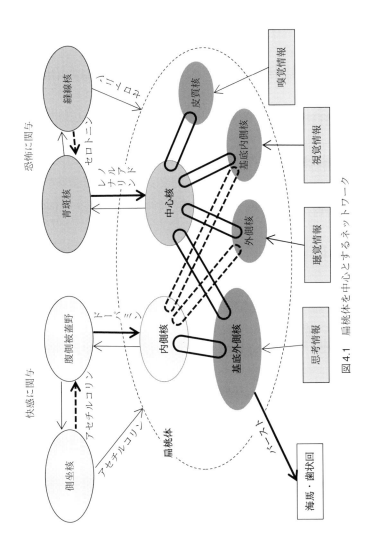

図4.1 扁桃体を中心とするネットワーク

る。また、黒質緻密部にはマイネルト基底核からのアセチルコリン投射が確認されている。このような事実から、アセチルコリンにはドーパミンを中和する働きがあるのではないだろうか。ドーパミン系とノルアドレナリン系の対称性から、ノルアドレナリンとセロトニンの間にも同様な関係が予想される。このような仮説の下、扁桃体ネットワークを模した回路を構築すると、この回路から大変興味深い機能が創発された。

　内側核と中心核を除く4つの神経核は、それぞれ異なる器官からの情報の受け入れ先として機能している。外側核は聴覚器官、基底内側核は視覚器官、皮質核は嗅覚器官をそれぞれ担当している。また、基底外側核は、大脳皮質の特に前頭前野からの情報を受け入れると同時に、海馬歯状回へのバースト信号の出力も担当している。この海馬歯状回は、新生ニューロンが誕生する器官の1つであり、近年特に注目を集めている。

　扁桃体では、時折「バースト」と呼ばれる現象が発生しているが、もしこれが電気回路でしばしば見られる発振と同じ現象であるならば、扁桃体の内部には、図 4.2 に示すような閉ループが形成されている可能性が高い。あるニューロンを起点として信号の伝達が始まり、再び同じニューロンに信号が戻ると、この戻り信号が次の信号伝達を促すため、この閉ループでは信号伝達を永遠に繰り返す。これが発振である。ここで、4つの入力核（外側核、基底内側核、皮質核、および基底外側核）は、それぞれ内側核と中心核の双方と相互に接続し、グルタミン酸性ニューロン同士のネットワークを核とする、正の信号伝達ループが形成されていると考えよう。入力核（図 4.2 では基底外側核）のグルタミン酸性ニューロンへ外部から信号がもたらされると、内側核と中心核のグルタミン酸性ニューロンへ同時に興奮性信号が送られる。通常は、周囲に存在するGABA性ニューロンがこの信号伝達を阻害し、発振には至らない。しかし、ひとたび扁桃体内へドーパミンが投射されると、内側核のGABA性ニューロンだけが一斉に失活し、ここを介した発振に対する歯止めを失う。この間に4つの入力核のいずれかに信号がもたらされると、この信号入力を起点に発振が始まるのである。バースト信号は腹側被蓋野へ作用してドーパミンの投射を促し、さらに腹側被蓋野からの信号は側坐核へ作用してアセチルコリンの投射を促す。こうしてドーパミンはいずれアセチルコリンによって中和され、扁桃体は初期

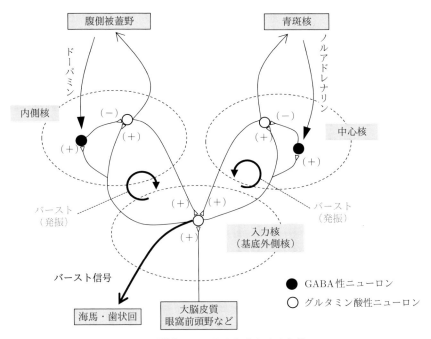

図4.2　扁桃体バーストを発生させる仕組み

状態に戻る。

　この発振に関与した内側核のグルタミン酸性ニューロンは、発振の間徐々にそのベース電位を上昇させ、終にはドーパミンの有無に関係なく、いつでもバースト可能な状態に変質する。そして、これ以降にこのニューロンに同じ信号がもたらされると、直ちにバーストを始め、腹側被蓋野からドーパミンが投射される。こうして、新規の情報は「快感」に仕分けられる。一方、ノルアドレナリンに関しても全く同様である。ノルアドレナリンが扁桃体内へ投射された状態が「恐怖」であり、この間に入力核へもたらされた信号は、中心核ニューロンのベース電位上昇という形で新たに「恐怖」に仕分けられる。

　このような仮説の下、「快感」や「恐怖」について考えると、発振（バースト）に関しては両者の間に全く差がないことに気付くだろう。つまり、「快感」に思うか「恐怖」を感じるかは、扁桃体からの出力信号によって決まるのではなく、

第四章　擬扁桃体回路

ドーパミンが分泌されるかノルアドレナリンが分泌されるかによって決まる。どちらが分泌されても、海馬へバースト信号を送るという扁桃体の作用は同じだからだ。しかし、ドーパミンとノルアドレナリンとではそれぞれ異なる生体反応を誘引する。血管の収縮や心臓の鼓動変化など、ドーパミンやノルアドレナリンが引き起こす独特の生体反応を感覚器官が認識することによって、快感に思ったり恐怖を感じたりするのだろう。この、「恐怖を感じて冷汗をかくのではなく、冷汗をかくことで脳は初めて恐怖を認識する。」という説は、決して私の独創ではない。ウイリアム・ジェームズ博士とカール・ランゲ博士が1890年に発表している[1]。この内部電位変動型ニューロン・モデルを実際の扁桃体に適用すると、この従来からの説と同様の結論がここでも自然に導かれたのだ。

ノルアドレナリンは青斑核で産出されるが、この投射先は扁桃体だけでなく、視床なども含まれる。青斑核から視床へノルアドレナリンが投射されることで、寝ている間に信号伝達を抑制していたGABA性ニューロンが失活し、動物は目を覚ます。したがって、ノルアドレナリンが分泌されてから動物は恐怖を感じるのだから、恐怖を感じたときには既に目を覚ましていることになる。これは、命の危険が迫っているとき、いち早く逃げる行動をとる上で極めて有効な仕組みだといえるだろう。

また、この仮説は、うつ病患者は朝が弱いという事実に対しても、適切な解釈を与えることができる。朝、ヒトが目覚めるとき、ノルアドレナリンが視床へ投射される。このとき、扁桃体へも同時にノルアドレナリンが投射されてしまう。しかし、縫線核から投射されたセロトニンがここのノルアドレナリンを直ちに中和し、扁桃体がむやみにバーストするのを防いでいる。こう考えると、うつ病患者は縫線核の働きが弱く、十分な量のセロトニンを生産できないことが、朝床から起き上がれない原因かも知れない。目は覚めて以降も、しばらくは不快感や恐怖感が続くのである。幼い子どもがしばしば泣きながら起きてくるのも、同様なメカニズムによるものだろう。縫線核の働きが弱ければ、目覚めと恐怖はイコールなのだ。

これまでの仮説に従うと、仕分けの基準は「同時性」、つまり、怖いときに見たり感じたりしたことは恐怖に仕分けられる、という単純なルールであることがわかる。「ヘビが出るぞ」と恐怖を煽った状態で初めてヘビを見れば、これ以

降ヘビを怖いと感じ、可愛いヘビのぬいぐるみで遊んだ直後に本物のヘビを初めて見れば、ヘビを可愛いと感じるといった具合に、同じヘビを見ても同時性によって感じ方が真逆に変わるのだ。これを扁桃体回路の開発初期段階にあてはめると、最も基準となる「快感」と「恐怖」を最低でも1つずつは用意しておかなければならないことに気付くだろう。この基準から派生する形で、「快感」と「恐怖」のバリエーションを増やしてゆくからである。

　それでは、ロボットにおける「恐怖」や「快感」とは、一体どのような作用にあたるのだろうか。私は、体性感覚にあたるすべてのセンサー類のゲインを一斉に変える仕組みではないかと考えている。どちらも大脳皮質での信号伝達は活性化した上で、「恐怖」とは感覚神経が過敏になった状態であり、逆に「快感」とは感覚神経が鈍感になった状態ではないだろうか。人間の「感情」の元である「喜」「怒」「哀」「楽」は、「恐怖」と「快感」が複雑に関連したものである。したがって、「恐怖」と「快感」の仕組みを備えたロボットは、人間のような感情をもつようになるかもしれない。

意識したとき、何かを記憶する

　海馬歯状回は、扁桃体基底外側核からバースト信号を受け取る。扁桃体では、図4.3のように、外側基底核からの軸索が複数の出力繊維ニューロンに接続していると仮定すると、バーストの最中に発火した出力繊維ニューロンはORゲートとして機能しているため、バーストの間、発火を繰り返すことになる。こうして、この出力繊維ニューロンはベース電位を上昇させ、ORゲートが常態化する。一方、海馬からの信号は、大脳皮質Ⅳ層のグルタミン酸性錐体細胞へ送られる。扁桃体からのバースト信号は、海馬の出力繊維ニューロンに引き継がれ、そのままこの錐体細胞へもバースト信号を送る。したがって、扁桃体バーストは、海馬において記憶を形成するだけでなく、大脳皮質への記憶の移植にも作用することが予想される。（詳しくは第七章を参照してください。）

　従来から、扁桃体は「恐怖」や「快感」と深く関係した器官であるといわれていた。しかし、実際のヒトはそんなに頻繁に快を感じてはいないにもかかわらず、バースト信号の発生頻度は意外と高いようだ。つまり、ここでは「快感」

第四章　擬扁桃体回路

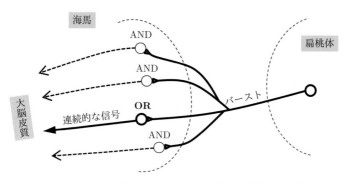

図4.3　扁桃体バーストによって記憶を固定する仕組み

という言葉を「恐怖」や「不快」の対語として使用しているが、一般的な意味における「快感」とは、本質的に違うように思える。

　たとえば、AIが猫を始めて認識する過程を考えてみよう。猫の画像を頻繁に見せ、猫に特化したニューロンが形成されることで学習が成立する。Google社のAIシステムは、そのような学習過程の実証に世界で初めて成功したことで世間の注目を集めたが、同時に、この学習には2週間もの長きにわたって猫の画像を見せ続ける必要があったと報告している[2]。一方、ヒトは意識して猫の画像を見ることで、一瞬にして猫を認識することができる。つまり、「意識する」という行為が、学習において重要な役割を果たしている。この「意識する」が、扁桃体バーストの本質ではないだろうか。「恐怖」の対象として意識するか、それ以外の対象として意識するかによって、ノルアドレナリンとドーパミンのどちらが投射されるかが決まるのであって、「意識する」という本来の行為に関してはどちらも差はない。

バーストが止まらない

　内側核と中心核に存在するGABA性ニューロンの接続パターンとその機能について考えてみよう。図4.4に示すように、基底外側核と内側核の間で2つのループ（L_1とL_2）が並列に形成されていると仮定すると、このときのGABA性ニューロンの接続パターンは、以下の3通りが考えられる。

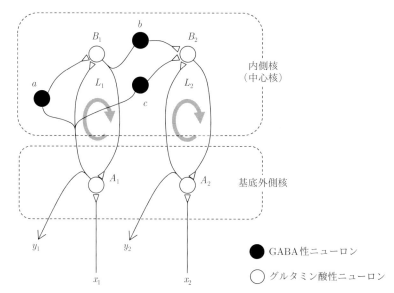

図4.4　内側核（中心核）内でのGABA性ニューロン

（a）：ニューロン a が、A_1 とニューロン B_1 の間に介在する。
（b）：ニューロン b が、B_1 とニューロン B_2 の間に介在する。
（c）：ニューロン c が、A_1 とニューロン B_2 の間に介在する。

接続パターン（a）はループ L_1 の発振を抑制し、接続パターン（b）および接続パターン（c）はループ L_2 の発振を抑制している。しかし、実際にループ L_2 の発振を抑制できるのは、2つの入力信号 x_1 と x_2 が同時である場合に限られる。そのような幸運な状況は滅多にないだろうから、実質的に機能する接続パターンは（a）のみで、その他の接続パターンは、たとえ存在していても機能することはほとんどないだろう。このような理由から、開発する扁桃体回路に関しては、接続パターン（a）だけを考慮することにした。

図4.5に示すように、ドーパミンが存在しない状況下では、ニューロン a はニューロン A からの信号で発火し、ニューロン B の発火を抑制することでバーストは回避される。

第四章　擬扁桃体回路

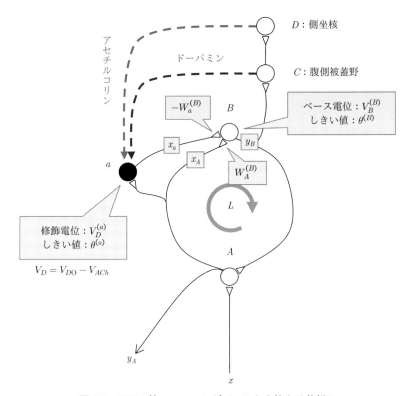

図4.5　GABA性ニューロンがバーストを抑える仕組み

　ここに腹側被蓋野からドーパミンが投射されると修飾効果 V_D が上昇し、さらに側坐核からアセチルコリンが投射されるとドーパミンが中和されることで、V_D は初期値のゼロに戻る。よって、それぞれの効果を V_{DO}、および V_{ACh} とおくと、V_D は、

$$V_D = V_{DO} - V_{ACh} \tag{4.1}$$

で表すことができる。さらに、V_{DO} には上限が存在するものと仮定した。バーストによってドーパミンの使用量が急増すると、すぐに原料を使い果たし、生産量が頭打ちになると考えたからである。その結果、実質的なしきい値（$\theta + V_D$）は、ドーパミンとアセチルコリンの投射によって、図4.6 に示す

ような台形状に変化するだろう。

　実質的なしきい値が一時的に上昇することで、ニューロン a の発火は抑制され、新規の信号に対してもバーストが可能となる環境が整う。また、バーストによって発火を頻繁に繰り返した内側核ニューロン B は、ベース電位 V_B が十分に上昇し、ニューロン a からの抑制性信号があっても、いつでも発火できる状態へと変質する。これが「快感」の学習となる。一方、中心核ニューロンとの間でバーストが発生すると、この中心核ニューロンの V_B 値が増加し、この情報は「恐怖」に仕分けられる。

　この仮説は、バーストを利用して情報を仕分けるという点においては、何ら不都合はない。しかし、良く考えてみると、一度バーストが始まってしまうと、このバーストは永遠に止まらないことに気付くのではないだろうか。

　ニューロン B に着目し、ニューロン A から伸びる軸索のシナプス結合度を W_A、ニューロン a から伸びる軸索のシナプス結合度を $-W_a$ とおくと、発火の条件は、

$$y_B = f\left(W_A^{(B)} x_A - W_a^{(B)} x_a + V_B^{(B)} - \theta^{(B)}\right) \tag{4.2}$$

で表される。学習前（$V_B^{(B)} = 0$）かつドーパミンなしの状況において、ニューロン B の発火が常に抑制されるためには、（$x_A = x_a = 1$）の条件下でカッコの中が負でなければならないため

（学習前、ドーパミンなし）　　$W_A^{(B)} - W_a^{(B)} < \theta^{(B)}$ 　　(4.3)

である必要がある。ただし、このニューロン B は、学習前であってもドーパミンありの状況（$x_A = 1$, $x_a = 0$）では発火するので、同時に

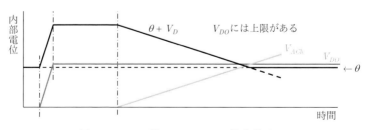

図4.6　GABA性ニューロン a の修飾効果 V_D

（学習前、ドーパミンあり）　　$W_A^{(B)} > \theta^{(B)}$ 　　　　　　　　　　(4.4)

の関係も満たさなければならない。一方、バーストによってニューロン B のベース電位 $V_B^{(B)}$ が増加し、十分に学習が進んだ状態（$V_B^{(B)} > ThrV_B > 0$）では、ドーパミンなしの状況でもニューロン B は発火し、新たにバーストを始めなければならないため、$(x_A = x_a = 1)$ の条件下でカッコの中が正となり

（学習後、ドーパミンなし）　　$W_A^{(B)} - W_a^{(B)} + V_B^{(B)} > \theta^{(B)}$ 　　(4.5)

の関係も満たさなければならない。ただし、このバーストは必ず止むことを考慮すると、ドーパミンありの状況でもニューロン a は発火し、これによってニューロン B の発火が抑制される必要がある。

これに関しては、図 4.7 で示すように、バースト時の残留電位 V_Δ の増加で説明できるだろう。ニューロン a へ繰り返し信号が来れば、実質的なしきい値（$\theta^{(a)} + V_D^{(a)}$）がどんなに高くとも、残留電位が徐々に上昇することで、いずれは内部電位がこのしきい値を超えることになるからだ。しかし、たとえニューロン a が実際に発火できても、ニューロン B の発火を抑制するためには、$(x_A = x_a = 1)$ の条件下でカッコの中が負となる必要があるため

（学習後、ドーパミンあり）　　$W_A^{(B)} - W_a^{(B)} + V_B^{(B)} < \theta^{(B)}$ 　　(4.6)

の関係を満たさなければならない。この（4.5）式は明らかに（4.6）式と矛盾

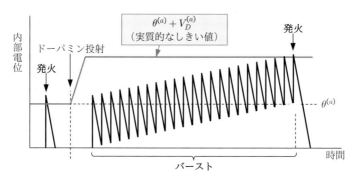

図4.7　GABA性ニューロン a の内部電位の変化と発火

する。これは、一度バーストが始まると、このバーストは永遠に止まらないことを表している。

　この問題を解消する上手い説明はないだろうか。このように考えたところ、そのヒントは、図 4.7 にあることがわかった。ニューロン a の特性に、「スパイク信号の強さは、発火直前のニューロンの内部電位に概ね比例する。」という特徴を付加することで、この問題は簡単に解消できたのである。これまで「1」か「0」の二値で表現していた信号強度を、連続値に変えたことを意味している。貯水池からの放水を見ればわかるように、水があまり溜まっていないときに放水すれば、水の流れはちょろちょろとした弱いものになるが、貯水池に水がたくさん溜まっていれば、流れ出る水の勢いは強い。これと全く同じ理屈である。図 4.7 に示すように、ドーパミンなしのときの発火直前の内部電位はしきい値 $\theta^{(a)}$ を少しでも超えれば良く、ドーパミンありのときは $(\theta^{(a)} + V_D^{(a)})$ を超えなければならない。したがって、この仮説の下でドーパミンなしのときのスパイク信号を 1 とすれば、ドーパミンありのときのスパイク信号は 1 よりも大きい $(1 + V_D^{(a)}/\theta^{(a)})$ となる。つまり、(4.6) 式は

（学習後、ドーパミンあり）　　$W_A^{(B)} - W_a^{(B)}\left(1 + \dfrac{V_D^{(a)}}{\theta^{(a)}}\right) + V_B^{(B)} < \theta^{(B)}$ 　　(4.6´)

と書き換えることができ、

$$\theta^{(B)} < W_A^{(B)} - W_a^{(B)} + V_B^{(B)} < \theta^{(B)} + \frac{W_a^{(B)}}{\theta^{(a)}} V_D^{(a)} \qquad (4.7)$$

の関係を満たすように各パラメータを設定することで、矛盾なくバーストを収束させることができたのである（図 4.8 参照）。

　バーストを自然に収束させるために導入した仮説「スパイク信号の強さは、発火直前のニューロンの内部電位に概ね比例する。」は、すべてのニューロンに備わっている一般的な特性だと考えても問題はなさそうだ。さらに、この仮説を事実とすると、そこから興味深い結論がいくつか導かれた。「特殊な場合を除き、バースト一回あたりのスパイク信号の回数は一定値をとる。」つまり、修飾電位に関係なく、バーストは規定数だけ連続に発火したら自然に止むと考えれ

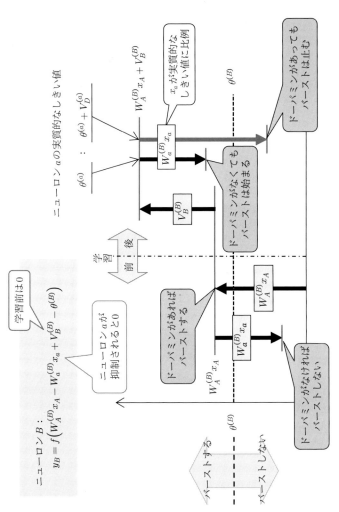

図4.8 各パラメータの大小関係

ば良いのである。第五章と第七章で詳述するが、扁桃体バーストは、海馬や大脳皮質への記憶の固定に寄与していると考えられる。このとき、バースト中の発火回数は一定値であれば良く、それ以上は必要ない。

また、「アセチルコリンやセロトニンの投射は、バーストが止んでから十分に時間が経過した後で良い。」という結論も導かれた。バーストが止む前にドーパミンやノルアドレナリンが中和されて実質的なしきい値が元に戻ってしまうと、かえってバーストが止まらなくなってしまうからである。これは実際の生理現象にもあてはまるように思える。たとえば、何か恐怖を体験したとき、ずいぶんと長い時間にわたって震えが止まらなかった、という経験は誰にでもあるだろう。ノルアドレナリンによる恐怖の生体反応が薄れるのには、明らかに長い時間を要している。一方、恐怖に比べて、それ以外の意識においては、それに伴う生体反応の効果がすぐに収まってしまうように感じられる。ドーパミンの効果はバースト後すぐに収まるのに対して、ノルアドレナリンの効果はバースト後も長く留まっているようなのだ。

扁桃体を構成する各ニューロンの特性

次に、それ以外のニューロンに求められる特性について、まずは入力核のニューロン A から考察を始めたい。扁桃体の主な機能は、入力情報を「快感」と「恐怖」に仕分けることだといわれているが、実際にはすべての入力情報に対して速やかに仕分け作業に入るのではなく、特に強力な入力情報に限り、「快感」か「恐怖」かの仕分け作業に入り、それほどでない大多数の情報に関しては何もせず無視している。すなわち、新規の入力情報が仕分け作業に移るハードルは、意外と高く設定されているようなのだ。一方、過去に一度「快感」や「恐怖」に仕分けられた情報に対しては、直ちにバーストする必要がある。過去の恐怖体験と同じ状況に対して敏感に反応しなければ、生命の危機にかかわるからだ。

内部電位変動型ニューロン・モデルでは、入出力信号は概ね「1」か「0」のどちらかである。信号自体の強弱にこだわる必要はない。接続先ニューロンを発火させる能力を以って信号の強弱を判断するのであれば、それは信号波形の

大きさではなく、信号が連続的であるか否かとするべきであろう。第一章で説明したように、内部電位変動型ニューロン・モデルでは、信号入力後の次のタイミングまで残った内部電位の値を残留電位 V_Δ と呼び、これがゼロでない場合、単発的な入力信号では発火に至らなかったとしても、同じ信号が繰り返し入力されることで突然発火を始める。このような特性がすべてのニューロンに一般的に備わっているのであれば、連続的な信号は接続先ニューロンを発火させ得る「強い信号」で、単発的な信号は発火させる能力がない「弱い信号」といえる。

　この考えを入力核のニューロン A にあてはめると、ニューロン A は単発的な新しい信号には反応せず、強いときにのみ発火することになる。また、一度バーストが起こると、このニューロン A のベース電位 $V_B^{(A)}$ は十分に増加し、同じ信号であれば単発であっても即座に発火するように変わる。このように、入力核のニューロン A を内部電位変動型とすることで、新規の情報には発火のハードルが高く、過去に経験した情報には敏感に反応する、という特性をもつのである。

　一方、腹側被蓋野ニューロン C と側坐核ニューロン D の特性は、どのように考えれば良いだろうか。一般に腹側被蓋野から投射されるドーパミンは即効性で、側坐核から投射されるアセチルコリンは遅効性であるといわれている。この表現には、受け手である GABA 性ニューロンにその原因を押し付けたようなニュアンスがある。しかし、実際は、ドーパミンとアセチルコリンには投射されるタイミングに差がある、と考えることはできないだろうか。扁桃体からのバースト信号によって腹側被蓋野へもたらされ、さらに腹側被蓋野からのバースト信号は側坐核へもたらさせる。このとき、ドーパミンもアセチルコリンも、通常の 30 ミリ秒ごと連続信号では投射は起きず、3 ミリ秒間隔のバースト信号に限って投射されるのであれば、ニューロンは図 4.9 に示す原理によって発火したと考えて良いだろう。そのとき、両者に時間的な隔たりがあるのは当然のことといえる。このような理由によっても、ドーパミンは即効性でアセチルコリンは遅行性である、という事実は説明できる。

　ここで、前節で説明したバーストが収束する仕組みについて考えてみよう。私たちが新たに導入した仮説によると、バーストが自然に収束するためには、

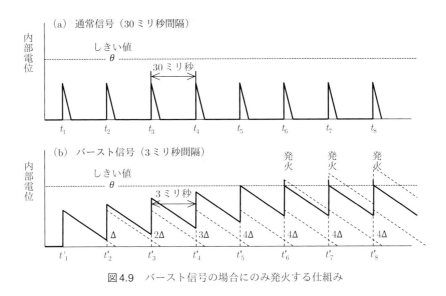

図4.9　バースト信号の場合にのみ発火する仕組み

ニューロン a の実質的なしきい値 $(\theta^{(a)} + V_D^{(a)})$ が十分に大きいことが重要であった。つまり、バーストが止む前にアセチルコリンが多く投射され、修飾電位 $V_D^{(a)}$ が十分に下がってしまうと、バーストは止まらなくなってしまう。したがって、アセチルコリンの投射タイミングは、バーストが収束してからある程度時間をおいた後でなければならない。

「恐怖」にかかわるバーストに関しても全く同様であり、青斑核から投射されるノルアドレナリンと、縫線核から投射されるセロトニンによって修飾電位 $V_D^{(a)}$ が変化すると考えられる。ただし、経験上、恐怖を感じたとき、ノルアドレナリンに起因する生理現象はかなり長い時間にわたって継続しているように感じられることから、$V_D^{(a)}$ がゼロに戻るまでの時間は、ドーパミンの場合よりもかなり長いように思われる。

人間にとって $V_D^{(a)}$ がゼロにならない事態は、ちょうどうつ病や PTSD と似た症状に相当すると考えられる。電子回路によって構成された AI は、たとえバーストが収まらずに海馬回路へ連続的な信号を送り続けたとしても、ここのニューロン回路が過負荷によって死滅することはない。したがって、そこまで考える必要はないのかもしれない。しかし、うつ病を患った AI がどのように

動作するか、現在のところ全く想像できない。このような理由から、時間が経てばいずれは必ずゼロになるという仕組みは、AI にもあった方が良いと思われる。

参考文献

1) 岩田　誠著：「史上最強カラー図解　プロが教える脳のすべてがかわる本」ナツメ社（2011）.
2) Q.V. Le, *et al.*, "Building High-level Features Using Large Scale Unsupervised Learning," *Acoustics, Speech and Signal Processing (ICASSP)*, 2013 IEEE International Conference on. IEEE（2013）.

第五章

擬海馬回路

　脳科学の文献を読んでいると、ヘッブの法則に疑問符をつけるような実験結果を紹介するものによく出会う。しかし、必ずといって良いほど、この実験結果は特殊な例であり、従来からの学説を否定するものではない、という著者の憶測が考察で述べられている。だから私は、実験結果だけをチェックし、その後の考察は読まないことにしている。折角これだけの実験結果があるのに、従来の学説から外れるものを尽く例外扱いしていたら、この論文の価値は大幅に目減りしてしまうだろう。なんとももったいない話だ。

　例外であっても実験事実なのだから、この実験事実を含む形で基本原理を書き換える方へ、努力した方が絶対に良い。これだけ科学技術が進歩したにもかかわらず、何十年も前に建てられた理論を全く修正できずにいる方が不自然だ。こんな論文ばかりを発表する研究機関は、信頼を失うだけだと私は思う。上に逆らえない風土は、どこぞの企業だけではなさそうだ。

　学生時代のことだが、恩師から「論文に憶測を書いてはいけない。」と指導を受けた。実験データをどのように見るかは読者の判断に任せるべきであり、考察には、誰が見てもそうだなと思えるようなことだけを書けば良いと。また、読者の判断を恣意的に誘導するような表現は、「自分が一番頭が良い。」といっているようなものだ。そんな奢った態度は厳に慎むべきだ、とも。

　論文に嘘を書いてはいけないことはいうまでもない。さらに、読者が勘違いしてしまうような表現を放置することも、重大なマナー違反である。「嘘は書いていない。」とか、「単なる記述ミスです。」と堂々と釈明するような人間はもはや研究者ではない。

　違法とまではいえないことに関しては、法律で罰することができないため、しばしば、どんなにずるいことでも法律で認められていると主張する人がいる。グレーゾーンは白だと考える人たちだ。しかし、学術研究の世界では、ずるいことはすべてアウトだ。研究者には、このようなグレーゾーンは黒という400年以上も続く長い伝統がある。

第五章　擬海馬回路

猫の定義は、猫っぽいが猫以外の動物でないこと

　第四章では、扁桃体を中心とするネットワークに対しても、内部電位変動ニューロン・モデルを適用させることを試み、小脳ネットワークを模した小脳回路以外にも、このモデルが機能創発に有効であることを示した。第五章では、海馬を模した回路に対して同様のモデルを適用してみたい。

　重篤なてんかん患者 HM に対する海馬の切除手術後に、彼は新たな長期記憶が全く形成できないという重い後遺症を患ったことから、海馬は長期記憶と深く関係していることが指摘された[1]。また、海馬でシナプス長期増強（LTP）が最初に発見されたことで、「シナプス可塑性が記憶の根源である。」という考えが広く支持されるようになった。このため、海馬研究の文献には、シナプス可塑性を是認した上で、海馬に長期記憶が保存される、という従来の学説を補強するものが多いように感じる。しかし、近年では、長期記憶は海馬ではなく、大脳皮質に保存されていることを示す証拠がマックスプランク研究所から示され、従来の学説に疑問符が付けられるようになった[2]。

　実際の海馬の断面は図 5.1 のようになっている。大脳皮質 VI 層のグルタミン

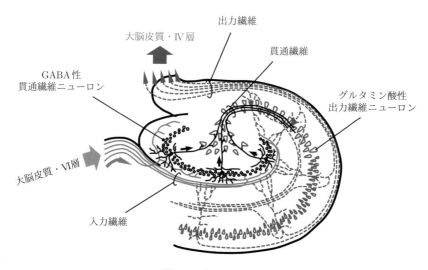

図5.1　海馬の断面

酸性ニューロンからの軸索（入力繊維）が伸びてきており、歯状回のGABA性ニューロンからの長い軸索（貫通繊維）が海馬の中を巡っている。また、帯状回のグルタミン酸性ニューロンの軸索（出力繊維）が大脳皮質IV層へ伸びている。入力繊維信号は興奮性で、貫通繊維信号は抑制性であることから、出力繊維ニューロンは興奮性と抑制性の2種類の信号を受けて発火をコントロールし、興奮性信号を大脳皮質へ戻していることになる。ただし、貫通繊維ニューロンには、興奮性の入力信号を抑制性に変換する役割があることを考えると、出力繊維ニューロンが受け取る信号は、興奮性のみ（カテゴリー①）、興奮性と抑制性が同時（カテゴリー②）、抑制性のみ（カテゴリー③）のいずれかに分類できる。実際のところは、カテゴリー②に属す信号が多数を占めると思われる。また、貫通繊維ニューロンの数が多いほど、カテゴリー①に属す信号の数は減少するはずである。

　ここで、興奮性シナプスと抑制性シナプスの結合度は、極性が逆で大きさはほぼ等しく、お互いに釣り合っていると仮定すると、カテゴリー②に属す信号は、実質的には何もしていないことになる。すなわち、出力繊維ニューロンは、カテゴリー①に属す少数の興奮性信号に対するANDゲートとして機能していると考えられる。

　海馬には、このような出力繊維ニューロンが大量に存在することから、これを模した海馬回路には、大脳皮質からの少数（おそらく2つ）の信号を結び付けた証を大脳皮質へ送り返す、という機能が創発されると予想される。「猫」の画像に対して発火するニューロンと、「ネコ」という言葉に対して発火するニューロンがそれぞれ大脳皮質VI層に存在し、これらが同時に発火して海馬回路へ信号を送ると、この2つを結び付けた「猫＝ネコ」にあたる出力繊維ニューロンが発火し、大脳皮質IV層へ信号を送り返すわけだ。

　さらに、出力繊維ニューロンは、「自己の発火に伴ってベース電位を増加させ、抑制性信号によってベース電位を減少させる。」と仮定してみよう。このような仮定の下でバースト信号が海馬回路へもたらされると、直前に発火した出力繊維ニューロンは、バーストの間発火を繰り返し、ベース電位を上昇させて常態的なORゲートへ変質する。これ以降、このニューロンは、画像「猫」、または言葉「ネコ」のいずれか一方だけで発火する。これは、記憶の想起機能（検索）に

第五章 擬海馬回路

他ならない。ただし、図 5.2 に示すように、生まれて初めて「犬」の画像を見れば、画像「猫」と重なる部分にある、「猫＝ネコ」にあたる出力繊維ニューロンが発火してしまい、「ネコ」と間違えるはずだ。これは、まだ「イヌ」を知らなかったためである。

　次に、言葉「イヌ」を利用して画像「犬」を認識させてみよう。このとき「犬＝イヌ」にあたる出力繊維ニューロンは、図 5.3 に示すように、ベース電位を上昇させて常態的な OR ゲートへ変質する。一方、出力繊維ニューロンにはカテゴリー③に属す大量の信号線が並列に接続しているので、既に OR ゲート化していた出力繊維ニューロンの一部には、GABA 性の貫通繊維ニューロンを介して、言葉「イヌ」にあたる抑制性信号が送られてくるものも含まれる。扁桃体からのバースト信号は貫通繊維ニューロンへも作用するため、直前に発火した貫通繊維ニューロンは、バーストの間、OR ゲート化した一部の出力繊維ニューロンへ連続的に抑制性信号を送り続け、ベース電位を下げてこのニューロンを再び AND ゲートへ戻す。

　この、言葉をタグとして情報を認識させる行為を繰り返し、さらに、様々な情報に対して同様のプロセスを重ねると、図 5.4 に示すように、複数の画像に跨る部分の出力繊維ニューロンは徐々に薄れ、重なりのない、いずれか 1 つの

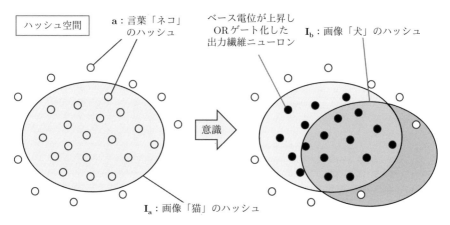

図5.2　海馬回路を利用した検索プロセス（1）

猫の定義は、猫っぽいが猫以外の動物でないこと

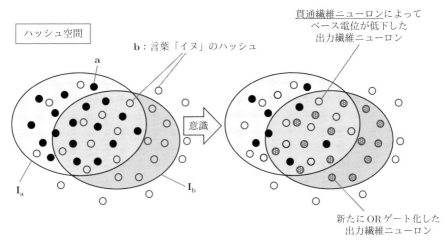

図5.3 海馬回路を利用した検索プロセス（2）

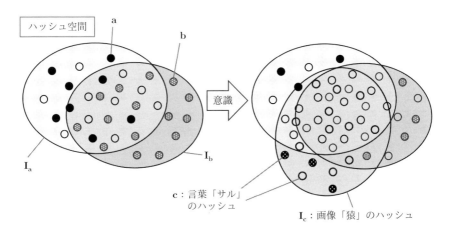

図5.4 海馬回路を利用した検索プロセス（3）

87

画像にのみ属す特定の出力繊維ニューロンが強調されてゆく。「犬」の画像と「猫」の画像の両方に跨る領域の出力繊維ニューロンがすべて AND ゲートに戻れば、「犬」の画像を「ネコ」と間違えることはなくなり、検索精度が向上する。異なる「猫」の画像を同一の言葉「ネコ」というタグで認識させる学習行為は、単に、画像「猫」にあたる領域を広げることを意味している。また、直近に認識した画像ほど重なる領域に OR ゲートが残ることから、最近の画像ほど記憶の前面に残るといえるだろう。

ここで示した海馬回路による検索プロセスを考えると、猫の定義を見直さなければならないことに気付く。様々な猫の画像を見てこれらに共通する部分から猫を認識しているのではなく、猫らしい情報から猫でない部分を差し引き、残った部分によって猫を認識しているのである。これは、乳幼児の行動を見ても現実の脳に近い解釈といえるのではないだろうか。

乳幼児に最初に「ニャンニャン」を教えると、猫だけでなく、犬を見ても、カラスを見ても、動物はすべて「ニャンニャン」と答えるようになる。そして、「ワンワン」を教えると、ここで初めて「ニャンニャン」から「ワンワン」が除外される。このように、乳幼児の脳は、「ニャンニャン」でない様々な動物を認識しながら徐々に「ニャンニャン」のカテゴリーを狭め、認識精度を高めているようなのだ。また、南アフリカのある部族の先住民は、「青色」と「緑色」を識別できないことが知られている。これは、目の機能に障害があるのではなく、「青色」と「緑色」を全く同一の言葉で表現し、両者を区別する表現をもち合わせていないことに関係があるのではないかといわれている。この事実も、「言葉（などの他の情報）によるタグ付けを利用して物事を識別する。」という、ここでの仮説と矛盾しない。

死滅ニューロンと新生ニューロン

海馬歯状回ではニューロンが死滅と新生を繰り返し、毎日約 6％のニューロンが入れ替わっている。ただし、新生するニューロンは GABA 性ニューロンに限られ、これが軸索を伸ばして新たな貫通繊維ニューロンとなる。この事実を踏まえると、ニューロンの死滅と新生によって起こるネットワークの繋ぎ替え

は、かなり限定的であるといえるだろう。

　入力繊維が直接出力繊維ニューロンと接続している信号経路に対し、ここに並列に介在するGABA性貫通繊維ニューロンが死滅すると、この信号はカテゴリー②からカテゴリー①へ変わる。反対に、ここに新たに新生ニューロンが加わると、この信号はカテゴリー①からカテゴリー②へ変わる。一方、入力繊維が出力繊維ニューロンと接続していない信号経路に対しては、ニューロンの死滅や新生はカテゴリー③の中での変化であり、ほとんど影響はない。つまり、海馬のネットワークを模した電気回路を想定すると、海馬歯状回でのニューロンの死滅と新生は、カテゴリー①と②の間のランダムな切り替え機構で代用できるわけだ。

　このような切り替えが実際に行われると、V_Bが低い出力繊維ニューロンは発火できず、この記憶は忘却され、V_Bが高い出力繊維ニューロンは、切り替わっていないカテゴリー①の信号のみで引き続き発火できるため、この記憶は残る。つまり、この機構を取り入れた海馬回路には、出力繊維ニューロンのベース電位に従って記憶を整理する、という機能が創発されるのである。

　実際の海馬はあくまでも有限規模のネットワークしかもち合わせておらず、1つの情報にかかわるネットワークが相当規模必要であれば、処理できる情報の数には必ず上限がある。しかし、実際の脳は一生涯を通じて常に新しい情報に対応できており、決して飽和しているようには見えない。貫通繊維ニューロンの死滅と新生の事実が、このような長期間の活動を可能にしているのではないだろうか。絶えずネットワークを変化させていれば、飽和してしまう事態はいつまでも避けることができるからである。

AIも夢を見る

　通常のGABA性ニューロンは抑制性として作用するが、発生の初期の段階では興奮性として振る舞うことが知られている。このシナプス結合度が変化する事実が、教師信号によってシナプス結合度が変化する、学習型ニューロン・モデルを支持する根拠の1つと考えられていた。小脳皮質におけるプルキンエ細胞は、その典型的な例である。プルキンエ細胞は発生直後の1週間くらいは興

第五章　擬海馬回路

奮性として振る舞い、その後抑制性へと変化する。しかし、第二章では、この現象に全く別の意味付けを行い、独自の小脳モデルを構築した。内部電位変動型ニューロン・モデルを基礎とした小脳モデルでは、深小脳核細胞、下オリーブ核細胞、プルキンエ細胞の三者が細胞ごとに閉ループを成していることが前提であったが、発生の初期にこのような閉ループが自然に構築される根拠として、刈込現象の際にプルキンエ細胞が興奮性として振る舞う必要があったからである。発した信号が戻ってくることによって信号経路が選別されたと考えれば、結果的にすべてのプルキンエ細胞に対して、登上繊維はただ１本に絞られる。

　プルキンエ細胞は巨大なGABA性ニューロンであるため、発生直後の興奮性が１週間程度続いても何ら不思議ではない。しかし、一般的なサイズのGABA性ニューロンでは、それほど長く興奮性が持続するとは考えづらい。新生直後のGABA性ニューロンは、軸索に興奮性の神経伝達物質が溜まっており、これを使い切るまでの間、興奮性として振る舞う。このように考えれば、興奮性を示す期間はニューロンの大きさに概ね比例するだろう。また、生まれた直後のGABA性ニューロンには、軸索の先端に興奮性神経伝達物質が溜まっていることになる。これが樹状突起に触れれば、その瞬間に興奮性神経伝達物質は一気にあふれ出るだろう。つまり、新生のGABA性ニューロンは、他のニューロンの樹状突起に軸索を伸ばし、ここにシナプスを形成した瞬間に興奮性信号を投射すると考えられる。

　もし、この仮説が事実であれば、ベース電位が高い出力繊維ニューロンに新生ニューロンが軸索を伸ばし、シナプスを形成した瞬間、新たな信号伝達がスタートする。つまり、突然、脳が活動を始めるのである。特に、海馬歯状回の新生ニューロンは寝ている間に多く生産されることから、これが夜夢を見る仕組みかもしれない。起きているときに同様な現象が発生すれば、「突然ひらめいた。」ということになるのだろう。

認識率と捕捉率

　ディープ・ラーニングなど、近年注目を集めている機械学習では、たとえば猫の画像を大量に学習させ、猫に共通する部分を際立たせることで猫に特化した信号をあぶり出す。そして、次に猫の画像を見せたときにこの信号が含まれているか否かで、猫の画像であるかを判断する。具体的には、猫に共通するテンプレート画像を作成した上で、そのテンプレートとの相関係数を計算し、その値の大小から猫が含まれているかを判断する。したがって、猫の画像とは相関係数が高く、猫以外の画像とは相関係数が低く計算されるテンプレートほど、優秀なテンプレートであるといえる。また、猫の認識率はテンプレート画像の出来にかかっている。そこで、優秀なテンプレートをどうやって作るか。ここに高等数学の技巧が登場するのである。また、優秀なテンプレート画像の作成に、大量の猫の画像が必要な理由も想像できるだろう。

　一方、私たちが提案する海馬回路では、テンプレート画像は登場しない。猫に共通する特徴を探し出すのではなく、猫の特徴から猫以外の動物の特徴を取り除くことで、猫だけに含まれる特徴を抽出する。このような方法では、従来の機械学習とは異なり、猫の特徴を示す信号を少数に絞り込む必要はない。猫に特化した信号が複数存在しても、そのどれかにヒットすれば猫と識別するのだから、複数の猫を同時に同一の「ネコ」という言葉でタグ付けしても何ら問題はなく、単に、猫に特化した信号の数が増えただけのことでしかない。また、ある猫の画像を見たときに猫以外の動物だと誤判断しても、それは、これまでにタグ付けした中にこの種の猫の情報が含まれていなかったことを意味するだけで、これ以降は間違えなくなるだろう。このように、猫を学習するとき、従来の機械学習が猫に共通する部分を際立たせることで猫と認識しているのに対し、海馬回路では、猫以外の動物には含まれないが、特定の猫には含まれる情報を増やすことで、猫に対する認識力を高めるのである。この猫を見たことがあるかどうかを判断するだけであれば、学習に使う画像は数枚程度で十分だ。

　このような海馬回路の応用例として、工場での製品製造現場における不良品検査を考えてみよう。まず前提として、製品を数十万個製造したものの中に、数十個程度の不良品があったとする。図 5.5 に示すように、不良品のグループ

第五章　擬海馬回路

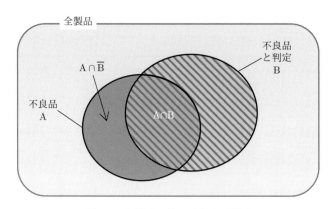

図5.5　全製品の中の不良品の関係

をA、スクリーニング検査で不良品と判定したもののグループをBとすると、不良品と判定したもののみを本検査に回すことになるので、本検査の結果、本当に不良品であった確率（認識率）は、

$$認識率 = \frac{A \cap B}{B} \quad (5.1)$$

と表すことができる。

一方、不良品と判定しなかったもの（良品）の中にも不良品が混入する場合があり、全体からこれを引いた確率（捕捉率）は、

$$認識率 = 1 - \frac{A \cap \overline{B}}{\overline{B}} = \frac{\overline{A} \cap \overline{B}}{\overline{B}} \quad (5.2)$$

と表すことができる。製造業において不良品を市場には出さないことは、最も重視しなければならない至上命題であり、捕捉率は認識率よりも遥かに重要である。しかし、スクリーニング検査で良品と判定したものを、すべて本検査に回すことは非現実的で、そもそも何のためのスクリーニング検査だかわからなくなってしまう。つまり、この捕捉率は、余程のことがない限り、現実には計測できないのだ。

図5.6に示すように、100％の認識率とは、不良品と判定されたもの（B）がすべて不良品（A）の中に含まれることを意味し、100％の捕捉率とは、不良

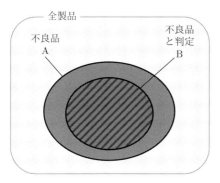 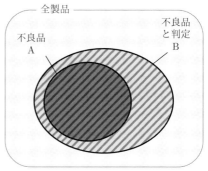

図 5.6　認識率 100 % と捕捉率 100 %

品（A）がすべて不良品と判定されたもの（B）の中に含まれることを意味する。この図からもわかるように、100 % の捕捉率を目指せば、良品であっても不良品と判定してしまうものが必ず出てくるため、絶対に認識率は 100 % に届かない。一方、100 % の認識率を目指せば、不良品である確率が高いものだけを選別することになり、そこから洩れた不良品が市場に出てしまう。つまり、100 % の認識率とは、かえって危険な状態であることがわかるだろう。

ここで「猫」を「不良品」、「猫以外」を「良品」と置き換え、図 5.7 を参照しながら学習のプロセスを考えてみたい。「不良品」を学習する段階では、様々な不良モードに対応する特徴量が学習され、次第に「不良品」を表す領域がハッシュ空間の中に広がってゆく。この領域の面積を考えると、最初のうちは異なる不良モードが現れるので面積は急拡大するが、次第に前に学習したものと似た不良モードが増えてくるのでその増加は漸近する。ここで新たな製品を検査すると、その特徴量の一部が「不良品」に重なるものはすべて「不良品」と判定することになる。つまり、少しでも「不良品」に似たものは「不良品」と判定するわけだ。

次に「良品」について学習させると、「不良品」の中で「良品」と重なる部分が徐々に削られていくことになる。そうすると、これまで本当は「良品」であったが誤って「不良品」と判定したものが正しく「良品」と判定されるようになる。そうやって、徐々に誤判定を減らしていくのである。

第五章　擬海馬回路

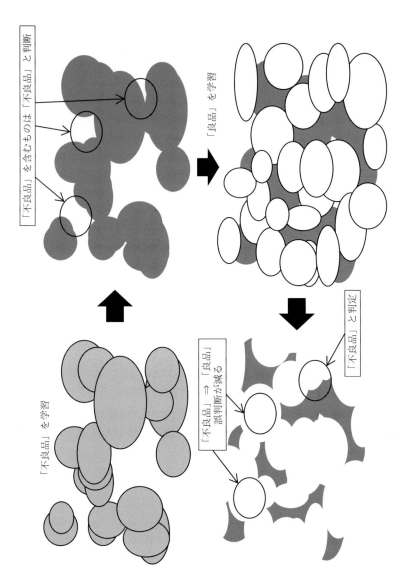

図5.7　学習プロセスと「不良品」の判定

これを図5.5のような関係図に示すと、「不良品」の学習は、図5.8のように、不良品と判定するもの（B）の領域を拡大し、捕捉率を高める働きがある。一方、「良品」の学習は、図5.9のように不良品と判定するもの（B）の領域の内で、不良品（A）よりも外側にはみ出た部分を削り取ることに相当する。これであれば、学習する「不良品」が少数であってもすぐに100％に近い捕捉率を確保することができるだろう。

実際の運用を考えると、既にわかっている不良モードは「不良品」として学習させ、それ以外は「不良品」と判定した場合に限り、確定検査を行う。そのとき、図5.10にあるように、本当は良品であった場合は白く塗り、やはり不良品であった場合は黒く塗る、という作業を繰り返せばよい。

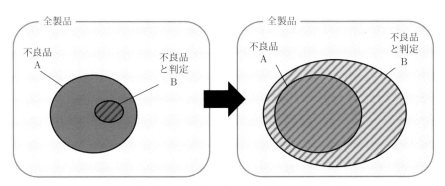

図5.8　「不良品」の学習プロセスは捕捉率拡大に貢献

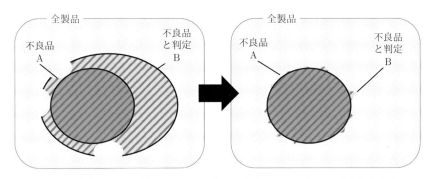

図5.9　「良品」の学習プロセスは、捕捉率を維持したまま、認識率を高める

第五章　擬海馬回路

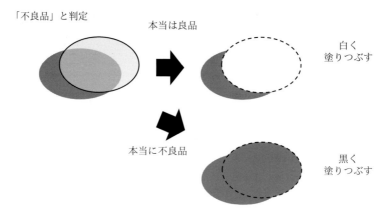

図5.10　実際の運用方法：リアルタイム学習

　画像を見ながら人物を認識する場合などは、「疑わしい」とアラートが立った場合にのみ、その人物を観察し続け、その結果、本人である事がわかれば黒で塗り、人違いがわかれば白く塗る。つまり、特定の人物に注視して観察し続ける行為が、ここでの「確定診断」にあたる。

参考文献

1) S. Corkin, "Lasting consequences of bilateral medial temporal lobectomy: Clinical course and experimental findings in H.M," *Seminars in Neurology* **4**, (1984) pp.249-259.
2) M. T. Hasan, *et al.*, "Role of motor cortex NMDA receptors in learning dependent synaptic plasticity of behaving mice," *Nature Communications* 2013; 4 DOI: 10.1038/ncomms3258.

第六章

擬網膜回路

　ヒトの目は、160度くらいの視野角をもつ魚眼レンズだと考えて良いだろう。しかも、中心窩付近の15％が画角全体の80％を占めるくらい、極端に中心付近が拡張された魚眼レンズである。中心窩で2.0の視力があっても、周辺では0.1すら怪しく、「何かがある。」くらいの認識しかできない。しかし、それでも生活に支障を来すことは全くない。何かに気付いたときは眼球を動かし、視力の高い中心窩でそれが何であるかを確認するからだ。

　この眼球を動かす、という機能は、すべての動物がもつ能力ではない。サルの仲間では、進化した一部の霊長類だけだそうだ。眼球を動かすためには、眼窩底という眼球を支える壁が必要で、これがないと眼球が頭蓋骨に固定されてしまい、独立に動かすことができない。これでは目の前の像は、頭の動きと反対の方向へ流れ、像がぼけてしまう。ヒトの眼球は、頭の動きとは逆方向へ自然に回転することでこれを防いでいるのだ。この眼窩底は鳥類にはないらしい。鶏や鳩が首を前後に動かしながら歩くのは、頭の位置をできる限り固定し、物をはっきりと見ようとしているからだそうだ。

　ところで、鳥はティラノサウルス科の恐竜から進化したといわれている。上野の国立科学博物館へ行っても、Tレックスの頭蓋骨に眼窩底は見あたらない。大きな穴が空いているだけだ。ということは、あのTレックスも鳩のように首を前後させて歩いていたのではないだろうか。映画「ジュラシック・パーク」では、Tレックスがジープを追いかけているが、あのときのTレックスは、首を前後させながらジープに迫っていたのかもしれない。

　娘に頼んで恐竜学の大学教授に聞いてもらったところ、残念ながら、現実には頭が重すぎてできないらしい。さすれば、Tレックスは動くものに対して極端なほどの老眼であったと考えられる。嗅覚が発達していたのは、近くが見えないこの欠点を補うためだったのかもしれない。

第六章　擬網膜回路

眼球や網膜の特徴

　様々な外部情報は五感にあたる感覚器官が取得し脳へ送られる。その中でも大きな割合を占めるものが目から入る画像情報だ。具体的には、これらの信号は大脳皮質で何らかの処理が加えられた後に海馬へ送られる。この何らかの処理の本質が全くわかっていないことが、信号処理メカニズムの詳細な究明を難しくしているようだ。それでは、そもそも眼球が出力する信号は、どのような形式になっているのだろうか。その解答に近づくために、まず信号の出発点である網膜の構造から調べることにした。

　一般的な画像認識技術では、網膜の構造を参考にアルゴリズムを構築した例をほとんど聞かない。公開されている画像認識アルゴリズムのほとんどは、目の構造と全く関係ない。画像認識に関する教科書を見ても、最初に出てくるのはテンプレート・マッチングなど、難しそうな数式を駆使した技巧の紹介である。コンピューター・アルゴリズムによる画像認識技術は既にヒトの能力を大きく超越したことは事実であろう。しかし、私が目指す人に寄り添う AI 開発では、ヒトを超えることは目的ではない。認識性能よりも、人とのコミュニケーションには欠かせない気付きを重視したならば、ヒトの目も、まだまだ十分に参考にする価値は残っているように思う。

　目の構造をカメラに例えれば、網膜は感光フィルムにあたる。ただし、その表面には図 6.1 のような数種類の神経細胞による階層構造が形成され、視神経が束となって大脳皮質の一次視覚野へ伸びている。受光素子にあたる視細胞には、桿体視細胞と錐体視細胞の 2 種類がある。桿体視細胞は網膜の全体に均質に分布し、光の明暗に対応する。一方、錐体視細胞は、「赤」、「青」、「緑」の光の三元色にそれぞれ対応し、視線の出発点である中心窩近くに集中している。眼球 1 つあたり、桿体視細胞は約 1.3 億個も存在するのに対し、錐体視細胞は約 650 万個しかない。また、出力を担当する神経節細胞は 120 万個とさらに少ない。このことから、大脳皮質へ伸びる視神経の 1 本 1 本には、百数十個の視細胞からの情報が統合されている計算になる。また、網膜の神経細胞の中で、抑制性は水平細胞とアマクリン細胞だけで、他はすべて興奮性である。

　桿体視細胞は光を感じて発火するのではない。光があたらない状態で一定周

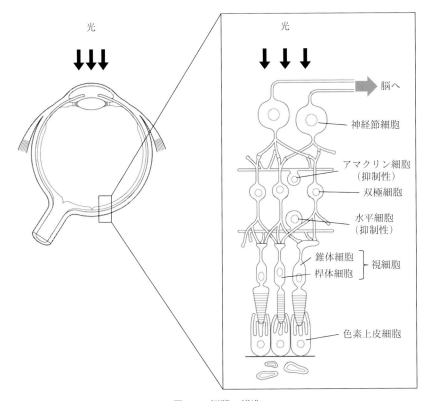

図6.1 網膜の構造

期の発火を繰り返し、光があたると発火が抑制される。また、周辺も暗いと発火が抑制されるそうだが、これは個々の桿体視細胞が周辺の様子を感じているのではなく、周辺の抑制性ニューロンが影響しているためではないかと思われる。一方、錐体視細胞は光を感じると一定周期で発火する特徴がある。このような特性の違いから、暗い場面では桿体視細胞が働き、明るくなると錐体視細胞が働くというように、周囲の明るさに応じて使われる視細胞が切り替わるという説が一般に信じられている。

また、目の構造を考える上で重要な特徴に固視微動が挙げられる。これは心筋と同じようにヒトの意志ではコントロールできない不随意筋による運動で、一点を凝視しているときでさえ、ヒトは絶えず眼球を微小に振動させている。

第六章　擬網膜回路

視細胞と視細胞の隙間を補完し、解像度を高めるためではないかと一般にはいわれているが、何らかの方法で強制的に固視微動を停止させるとヒトは何も認識できなくなる、という報告もあり[1]、この説は俄かに信じがたい。

桿体視細胞が描くデッサン画

　同じ大きさのニューロンを平面内に密に詰め込むとハニカム状の配置になる。そこで、桿体視細胞がハニカム状に配置していることを前提に、近接した4つの桿体視細胞の組み合わせを考えてみたい。

　桿体視細胞は、暗いと発火するが周囲も暗いと発火が抑制されるといわれている。しかし、これは桿体視細胞自身の特性ではなく、抑制性ニューロンの働きによるものと考えた方が合理的であるため、これを前提に具体的な回路構成を検討した。たとえば、4つの桿体視細胞のうち、2つはNANDゲートへ、残る2つはANDゲートへ信号を送り、そのNANDゲートとANDゲートはさらに後段のANDゲートへ信号を送る。これであれば、すべての桿体視細胞が発火する状況で、後段のANDゲートの出力は「0」となる。つまり、周囲も暗いと発火しないといえるだろう。この回路は、2つのANDゲートを1つに統合しても同様である。また、このような4つの桿体視細胞の位置関係には、図6.2に示す6通りが存在する。

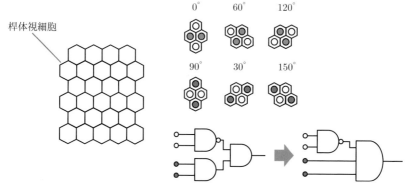

図6.2　桿体視細胞のハニカム配置

たとえば 0°配置の場合、この回路は図 6.3 に示すような 0°方向（水平方向）の境界が固視微動によってスキャンされる範囲内に存在するときに「1」を出力する。さらに、実際の網膜では、同じ方位に対応する視細胞は集まって存在することから、感度は異なるが、方位が同じ複数回路からの信号が、一斉に同一の OR ゲートに入力すると考えた。このとき、この回路には、境界検出を広い照度レンジで行ったのと同じ効果が得られる。

ただし、ここで 1 つの問題点に気付くだろう。大脳皮質への信号は、1 つの境界に対して単発的な 1 つのスパイク信号に限定されなければならないが、スキャン中に複数のマスク関数がほぼ一斉に「1」を出力するため、これを受ける OR ゲートは、バーストのように短時間に発火が連続してしまうのである。このような擬似バーストを回避するためには、最初の発火以降、一定時間だけ発火を抑制する仕組みを、この OR ゲートへ付加すれば良い。たとえば、若干遅れてから OR ゲートを抑制する、抑制性ニューロンの介在があると都合が良い。

ここで実際の網膜の構造とこれまでの検討を比較してみよう。すると、AND ゲートや OR ゲートを興奮性ニューロン、NAND ゲートや NOR ゲートを抑制性ニューロンに置き換えれば、水平細胞、双極細胞、アマクリン細胞、神経節細胞の 4 種類のニューロンが、図 6.4 に示すように各論理ゲートにぴたりと対応していたのである。また、実際の画像を用いてテストした結果から、境界の検出には、少なくとも感度が違うものを十通り以上用意する必要があることが

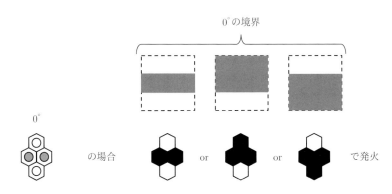

図6.3　境界を検知する桿体視細胞の配置

第六章　擬網膜回路

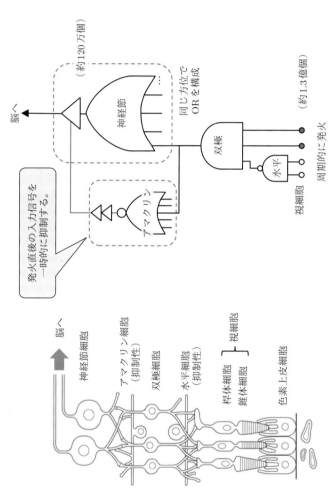

図 6.4　境界を検知する回路構成と実際の網膜の比較

わかった。このような条件で視細胞と神経節細胞の数を見積もったところ、両者の比率は現実の値と概ね一致していたのだ。おそらく、周囲の明るさによって桿体視細胞と錐体視細胞が切り替わるのではなく、周囲の明るさに関係なく桿体視細胞は境界情報を抽出し、明暗や色彩は錐体視細胞が担っているのではないだろうか。神経節細胞の数から見積もると、視野全体を約20万個の微小領域に分割したと考えられ、そのそれぞれが、30°おきの6方向のうち、どれかの境界の有無を「1」または「0」の信号として大脳皮質へ送るのである。

　イメージセンサーで撮影される実際の画像は画素が正方格子状に並んでいるため、この6方向のマスク関数をそのまま一般の撮像機器に応用することはできない。現実には、4方向（45°おき）か8方向（22.5°おき）のいずれかを採用せざるを得ないだろう。そこで、4方位と8方位に相当するマスク関数をそれぞれ作成し、円形パターンの輪郭検出を試みた。すると、図6.5に示すように、4方位では明らかに不十分であることが判明した。

　ある画像を様々な条件で二値化画像に変換し、さらにこの8方位のマスク関数でスキャンした結果を図6.6に示す。この絵では、何かがあることはわかる

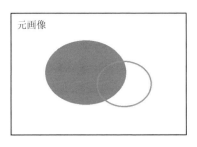
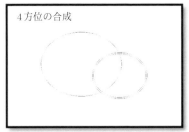
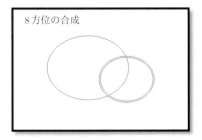

図6.5　桿体細胞のマスク関数を用いた境界抽出

第六章　擬網膜回路

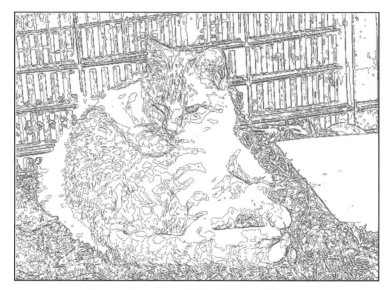

図6.6　8方位のマスク関数で作成した輪郭図の例

が、何があるかわからないのではないだろうか。また、ごちゃごちゃし過ぎるなど、何らかの違和感を見る人に与えるように思われる。

　その違和感の原因を考えていると、図6.7を眺めればわかるように、実際のヒトの眼には認識できないコントラスト幅が存在することに気付いた。この効果を入れて輪郭図を作成し直したのが、図6.8である。二値化ではなく、画像を三値化し、中間値を無視した。すると、グラデーションに起因する線は消滅し、絵がすっきりしてきたのである。この絵は、輪郭図というよりもむしろデッサンに近い。

　このような桿体視細胞からの情報が、座標系を維持したまま大脳皮質の一次視覚野に送られることが知られている。また、第七章で詳細に述べるが、この大脳皮質には、この情報の中の動いた部分だけを抽出する働きがあることがわかってきた。つまり、何が動いたかはわからなくとも、何かが動いたことを瞬時に察知できる仕組みが、網膜と一次視覚野の連携によって創発されるのである。

桿体視細胞が描くデッサン画

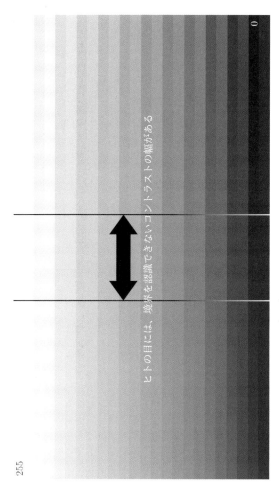

図 6.7 グラデーションと単一色を交互に並べた図

第六章　擬網膜回路

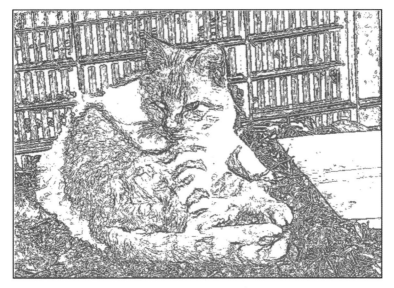

図6.8　桿体細胞が作成したデッサン画

　剣道の世界には、「遠山の見付」という言葉がある。剣道の達人は相手の面あたりに目を向け全体を見るようにし、相手の剣先などの一点に視線を向けないことを指す言葉だ。その方が相手の動きに俊敏に対処できる。このように、動きの検知には周辺視が有利なことは昔からよく知られた事実であった。捕食動物はこっそりと後ろから忍び寄ってくることを思えば、捕食動物は最初に網膜の周辺部に投影される。このとき、周辺部が桿体視細胞で占められていた方が、捕食動物の存在に気付く上で有利であり、その動物は生き延び易かっただろう。存外、周辺部は桿体視細胞で占められ、錐体視細胞が中心窩付近に集中している理由は、そんなところにあるのかもしれない。

錐体視細胞が描く水彩画

　次に、図 6.4 に示す回路構成と同じものに、明るいと発火する錐体視細胞をあてはめたらどうなるかを考えてみたい。ここで、個々の錐体視細胞には感度にある程度のばらつきが存在すると仮定した。すると、錐体視細胞の中には、

同一の照度であっても発火するものと発火しないものが現れる。そのうちの2つをNANDゲート（水平細胞）へ繋ぎ、他の2つを直接ANDゲート（双極細胞）へ繋ぐと、この双極細胞は、特定の照度幅の明るさに対してのみ発火するようになる。つまり、このニューロンは明るすぎても暗すぎても発火しない。

このような複数の双極細胞が同一の神経節細胞へ繋がったとしても、「1」を出力する照度幅が広がるだけに思えるかもしれない。しかし、個々の錐体視細胞は、明暗ではなく、光の三原色（赤、青、緑）のいずれかにそれぞれ対応している。この事実を踏まえると、実際には、発火するときの照度幅が単純に広がるのではなく、ある幅をもった特定の色合いに対して発火するようになるだろう。

図 6.9 を用いて説明すると、いかなる色も、「赤」、「青」、「緑」、「シアン」、「黄」、「マゼンタ」、「黒」、「白」を頂点とする立方体内部の1点で表される。したがって、個々の神経節細胞の発火条件は、この立方体の内部に存在する小型の直方体で表現できるだろう。固視微動による微小領域ごとに、複数の直方体が重なり合って存在するのである。

このような仕組みには、いくつかの利点があることがわかっている。一般的な画像データでは、明るいほど（白に近づくほど）各画点の色調を決めるR（赤）G（緑）B（青）の値が大きくなる。これをそのまま網膜にあてはめると、明るくなるに従い発火するニューロンの数が増えることに相当する。しかし、ニューロンの発火はエネルギーの消費に直結するため、この事態は喜ばしくない。一方、ここで説明した網膜回路では、色合いに応じて発火する神経節細胞の数は、図 6.9 中の小箱の存在密度の差程度しか発生せず、大きく増減することはない。その数も少数に限定されるだろう。

ヒトの目には、低い色分解能と高い色分解能の共存、という不可思議な特性がある。たとえば、色調が近い複数の色紙を個別に眺めると、ヒトはその色の違いをほとんど認識できない（低い色分解能）。しかし、同時に見比べると、微妙な色調の差も容易に識別できる（高い色分解能）。このヒトの目の不可思議な特性を説明する上で、この理論は大変都合が良い。ある大雑把な色合いのそれぞれに代表的な神経節細胞が存在するので、似た色調では常に同じ神経節細胞が発火し、同じ色だと認識してしまう。しかし、微妙な色合いを比較するとき

は、周辺の神経節細胞（に対応する直方体）との重なり具合から容易にその違いを識別できるのだ。

　図 6.10 は、小箱のサイズを 80、小箱の位置はランダムとした上で、各画素に対して小箱を割りあてたときに得られた画像である。このような条件では、任意の色が小箱の内側に存在する確率は 5％に満たない。したがって、1 ビット／画素の図では、20 画素に 1 画素程度しか色がつかない。32 ビット／画素よりも少ない情報量では、元画像が何であるか全くわからないだろう。

　しかし、この画像の情報量は変えずに、各点に色を広げる処理を行ったところ、図 6.11 に示すように、さらに少ない情報量であっても、元画像の意味を認識することができたのである。ヒトの場合、桿体視細胞は網膜の全面に分布しているのに対し、錐体視細胞は中心窩付近に集中している。また、視野の中心付近にあるものしかヒトは認識できないことを考えると、主にこの錐体視細胞からの情報によって認識が行われていると考えて間違いない。一方、この錐体視細胞からの情報を受ける大脳皮質の一次視覚野には、動いた部分だけでなく、静止した部分を抽出する働きがあることも予想される。したがって、画像の意味を認識するとき、この静止した部分だけを使えば、動く背景は自然に無視されるため、対象物の抽出に効果的であろう。

　実際にはヒトは目で文字を追いながら文章を読んでいる。この事実を踏まえると、物体の認識に寄与できる画角は意外と狭い。紙に何かが書いてあることはすぐに気付くことができても、そこに何が書いてあるかを認識するには、どのような順番でどこに視線を向けるか、という経験に基づく判断と眼球の運動が必要で、これによって認識可能な画角の狭さを補っているのである。この事実を画像認識のための撮像機器に応用すると、物体や文字を識別できるレベルの精緻な認識力は、ほんの狭い画角内に限定して良いといえるだろう。

錐体視細胞が描く水彩画

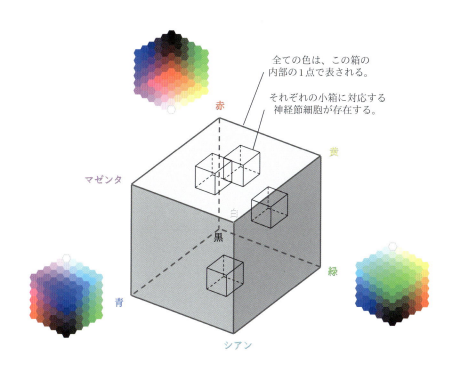

図6.9　錐体視細胞による色合い認識の概念図

第六章　擬網膜回路

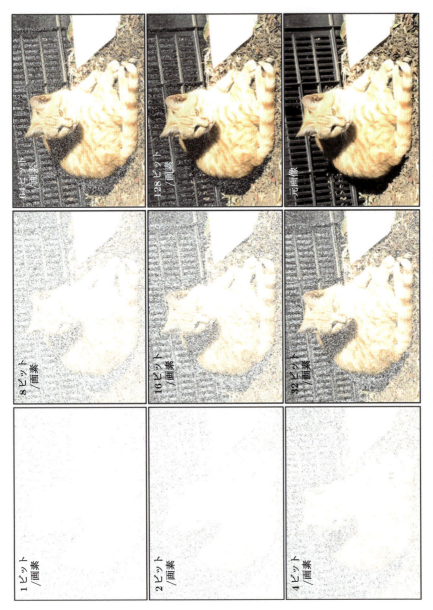

図6.10　小箱のサイズを80とした時の錐体細胞から得られた画像

錐体視細胞が描く水彩画

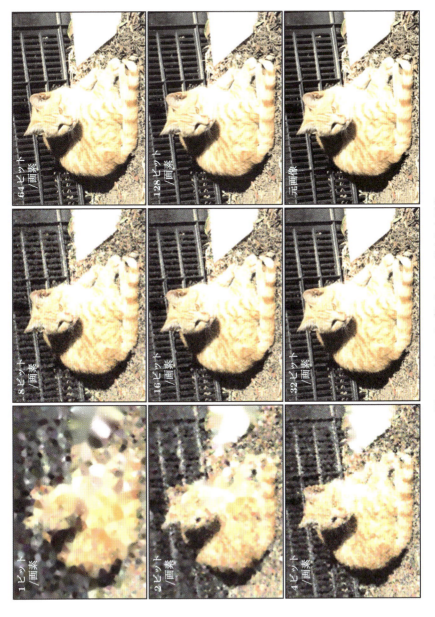

図6.11　図6.10をぼかすことで得られた画像

111

第六章 擬網膜回路

参考文献

1) 乾敏郎著:「Q&Aでわかる脳と視覚」サイエンス社(1993).

第七章

擬大脳皮質回路

　大脳皮質は6層から成るコラム構造の集合体で、基本的にはどこも同じ構造をしているらしい。特に、言語を扱っている部位は2か所あり、それぞれブローカ野とウェルニケ野と呼ばれる。ブローカ野は音声言語を認識し、ウェルニケ野は文字言語を認識するといわれている。しかし、言葉はいつからあるのだろうか。原生人類でも「ウホウホ」と声を発することぐらいはできただろう。一方、最古の文字はシュメール人の楔形文字で、今から5,300年前だ。それ以前に文字はなかったはずだし、その後もしばらくは、文字を使っていたのは一部の人間だけで、大衆のほとんどは文字を読めなかったはずである。それでもウェルニケ野に相当する部分は存在したのだから、文字を知らない時代の人類はこの部分を何に使っていたのだろう。

　どこも同じ構造をしているから、必要とする機能が新たに生まれれば、空いているところに浸食して、そこにこの新たな機能を処理させることができたのではないだろうか。つまり、この図々しさは脳がもつ基本的な特性の1つであり、空いている隣の机をすぐに自分の作業スペースとしてしまうのは、決して私のせいではない。脳が自然にそうさせているのだ。

第七章　擬大脳皮質回路

大脳皮質の特徴

　感情をもつ AI を開発しようと思ったら、大脳皮質も電子回路で実現しなければならない。しかし、これに関しては、まだまだ検討が進んでいないのが現状である。そこで回路化へのヒントを得る目的で、解剖学的に明らかな大脳皮質の構造から見直してみたい。

　大脳皮質は、柱状構造をしたコラムの集合体であること、および、そのコラムは 6 層から成る層構造を成していることがわかっている。さらに、そのコラムもグリア細胞をコアとしたミニコラムの集合体である。各層は外皮側から I 層（分子層）、II 層（外顆粒層）、III 層（外錐体層）、IV 層（内顆粒層）、V 層（内錐体層）、VI（多細胞層）と呼ばれ、それぞれ以下の特徴があることが知られている。ただし、II 層と III 層の境界は明瞭ではない。

- I 層：入力繊維や II 層、III 層、V 層の錐体細胞の頂上樹状突起の末端分枝から成る繊維層で、ニューロン細胞はわずかしかない。
- II 層：主に小型錐体細胞から成る。
- III 層：主に中型錐体細胞から成り、その軸索は周囲の大脳皮質や反対側の大脳皮質へ伸びる。また、II/III 層内部での接続の他に、線条体へ伸びる軸索も存在する。
- IV 層：主に興奮性の星状細胞から成り、周囲のコラムからの軸索や視床からの軸索がここに繋がる。ミニコラムへの入力部である。星状細胞は IV 層内部での接続以外に、少量ではあるが VI 層紡錘形細胞への接続も存在する。
- V 層：大型錐体細胞から成り、V 層内部や VI 層紡錘形細胞への接続の他に、その軸索は、脊髄、視床、および線条体へ伸びる。
- VI 層：紡錘形細胞（大型の錐体細胞の一種）から成り、その軸索は視床へ伸びる。

　大脳皮質と他の器官との関係を大まかにまとめると図 7.1 のようになる。主に感覚器官からの信号は、視床から IV 層へ送られ、II/III、I 層の順に上り、こ

大脳皮質の特徴

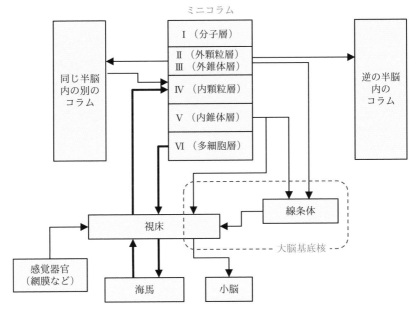

図7.1　大脳皮質と他の器官との関係

こで折り返したのち、II/III、V、VI層の順で下り、視床へ戻って行く。さらにグルタミン酸性ニューロン間の投射について細かく論じると、IV層とV層では同じ層内での投射が存在し、IV層からVI層への直接投射も存在する。一方、GABA性ニューロンはミニコラムの外壁近くに分布し、その種類は層によって異なることが知られている。

　一般的なヒトの大脳皮質の総面積は新聞紙1枚程度（0.22平方メートル）で、約26億個のニューロンで構成されている。また、サルの場合、一次視覚野のミニコラムはそれぞれ80個のニューロンで構成されているが、これはヒトの場合でもほぼ同じであろう。大脳皮質の構造はどこでも一定であると仮定すると、ミニコラムの総数は約3,250万個に上る。さらに約330個のミニコラムが集まりマクロコラムを形成している。ミニコラムを構成する80個のニューロンの内、64個が錐体細胞で、残りの16個が非錐体細胞である。図7.2に示すように、この64個の錐体細胞はすべて興奮性のグルタミン酸性ニューロンであり、II/III

第七章 擬大脳皮質回路

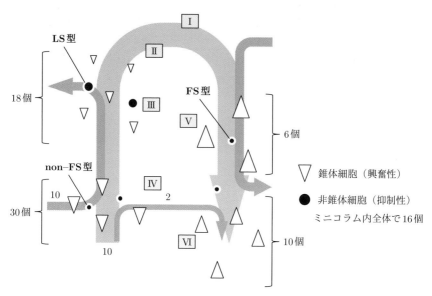

図7.2　大脳皮質を構成するニューロン

層に 18 個、IV 層に 30 個、V 層に 6 個、VI 層に 10 個が分布している。一方、16 個の非錐体細胞はすべて抑制性の GABA 性ニューロンで、ミニコラムの外壁近くに興奮性ニューロンを取り囲むように分布している。

図 7.3 に示すように、発生過程において、大脳皮質は VI 層から順に形成されていることがわかっている。グリア細胞によって天井がもち上げられると、それに伴ってグルタミン酸性ニューロンが誕生する。その後、外部から GABA 性ニューロンが VI 層へ侵入する。こうして VI 層の形成が終わると、再びグリア細胞が天井をもち上げ、グルタミン酸性ニューロンが細胞分裂を始める。すると、また別の GABA 性ニューロンが侵入し、V 層を形成する。これを繰り返すことで、大脳皮質は出来上がっている。このことから、大脳皮質の根幹を成すグルタミン酸性ニューロンのネットワークは、何らかの規則性をもっているものと考えて問題ないだろう。

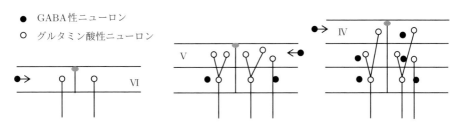

図7.3　大脳皮質の発生過程におけるGABA性ニューロンの侵入

エングラムはどこに

　ここではIV層内の信号伝達について考えたい。図7.2にあるように、視床からもたらされる信号はIV層の錐体細胞が受けるが、その一方で、視床へはVI層の10個の錐体細胞が信号を送っている。つまり、各ミニコラムは視床へ10ビットの信号を送っている。このように、大脳皮質の多くのミニコラムが、視床との間で信号のやり取りを頻繁に繰り返していると考えると、視床からIV層へもたらされる信号も、同様に10ビット程度の情報量であると考えた方が良いだろう。そこで、IV層30個の錐体細胞のうち、10個を視床からの信号の受信に割りあてることと仮定した（残りは20個）。

　一方、各ミニコラムは、周辺のミニコラムとも信号のやり取りを行っている。その際、周辺部への出力はII/III層の一部の錐体細胞が担い、周辺部からの入力は、IV層の錐体細胞が担っている。このII/III層の18個の錐体細胞の内のいくつかは、VI層の10個の錐体細胞へも信号を送るため、IV層からVI層への直接投射も存在することを考慮すると、周辺部へ送る信号量は10ビット程度となるだろう。周辺のミニコラムとの入出力では、入力と出力は均衡を保つ必要があるから、IV層の30個の錐体細胞のうち、10個をこの周辺ミニコラムからの入力に割りあてることと仮定した（残りは10個）。

　さらに、IV層では、同じ層内の錐体細胞間でも直接投射が確認されている。そこで、IV層の残りの10個の錐体細胞は、同層内での直接投射に関わっていると仮定した（残りは0個）。つまり、視床からの信号か、周辺コラムからの信

第七章　擬大脳皮質回路

号のうち、どちらかの信号を中継しているとすれば、数の点で辻褄が合うのである。

このような仮説を前提に、ここでの錐体細胞の中継が果たす役割について考えてみよう。IV層に存在するGABA性ニューロンは、Non–FS型のバスケット細胞であることが知られている。他のニューロンに対して、これを囲い込む籠（バスケット）のように軸索を伸ばすことから、バスケット細胞と名付けられた。また、Non–FS型ニューロンとは、入力に対して素早く発火するFS（Fast Spiking）型でも、何度も連続に信号を入力しないと発火しないLS（Late Spiking）型でもないニューロンを総称した呼称であり、ここでは、入力に際して必ず発火はするが、単に立ち上がり緩やかで遅延が発生するニューロンを指しているのではないかと考えている。

このようなNon–FS型の抑制性ニューロンが、図7.4に示すように直結する2つの興奮性ニューロンの間に介在すると、バースト信号のような連続的な入力信号に対して、2発目以降の信号を遮断することができる。また、視床は海馬からの信号を中継していることから、扁桃体がバーストしたとき、この視床

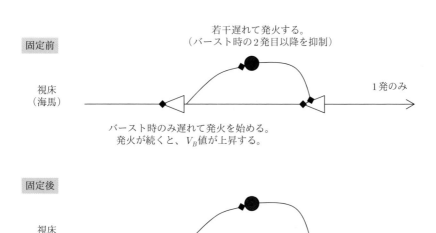

図7.4　エングラムの仕組み

からIV層へ送られる信号もバースト信号となる。すなわち、バースト信号の2発目以降を抑制する。このような仕組みが入力部のIV層に存在すれば、海馬からのバースト信号がそのまま大脳皮質内に伝搬するのを防ぐことができる。一方、周辺のミニコラムからの信号にバースト信号はなく、こちらに対してはそのような仕組みは必要ない。

　ここでさらに、前段の錐体細胞は、しきい値が十分に高く通常は容易に発火しないが、バースト信号に対してはLS型のように発火し、かつ、ベース電位の仕組みを有する、と仮定しよう。この場合、図7.5のように、入力がバースト信号の場合のみ、遅れて発火を始めるが、2発目以降は後段の錐体細胞で遮断される。ただし、前段の錐体細胞はそれ以降もバーストの間は発火を続けている。したがって、この前段の錐体細胞はベース電位を上昇させ、それ以降は、バースト信号以外でも発火できるように変わるはずだ。つまり、それまで遮断されていた信号経路がバースト信号によって開通するのである。この、バースト信号を利用した信号経路の開通が、IV層の役割の1つではないだろうか。

　エングラムとは、脳の中にあるとされる、可塑性などを利用して形成される記憶の痕跡である。半導体メモリーでは、読み出し信号によって、メモリー上に保存されたデータが読み出されるため、エングラムもこれと同じようなものだと思われがちだが、信号の伝達は一方通行であることを考えれば、信号経路の開通／閉鎖も「1/0」で表現されるバイナリー情報である。つまり、エングラ

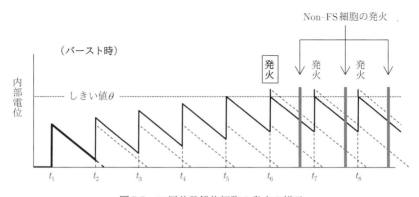

図7.5　IV層前段錐体細胞の発火の様子

第七章　擬大脳皮質回路

ムは、IV 層の 30 個の錐体細胞のうち同層内へ中継する 10 個である可能性が高い。これが私の主張である。

変化と不変化の抽出

　次に、IV 層から II/III 層へ向かう信号伝達について考えてみたい。II 層と III 層の間に明瞭な境界はないが、ここには大きさが異なる 2 種類の錐体細胞が存在することから、小型の錐体細胞を II 層、中型の錐体細胞を III 層と呼ぶことが多い。III 層から外部へ伸びる軸索は、主に周辺のコラムや反対側半脳内へ向かうが、部位によっては線条体へ向かうものも存在する。この III 層から線条体へ伸びる信号は、図 3.1 中の〔大脳皮質（主に思考に関連）〕にあたると考えられる。前節でIV 層へ入力される情報量は 20 ビットと推定したが、IV 層からは VI 層へ直接伸びる軸索も存在することから、この IV 層からの 20 ビットのうちの 18 ビット分は、II/III 層に存在する 18 個の錐体細胞にそれぞれ対応している可能性がある。また、III 層から外部へ出る情報量は約 10 ビットと予想されることから、II 層にある残りの 8 つの錐体細胞が、信号を V 層や VI 層へ引き継ぐ可能性がある。このような仮説の下、IV 層の錐体細胞から II 層の小型錐体細胞へ向かう信号伝達について、その役割を考えてみよう。

　II/III 層に存在する GABA 性ニューロンは LS 型である。このタイプのニューロンは、一度の信号入力では発火しないが、入力信号が何度も連続するとようやく発火を始める特徴がある。このような LS 型の抑制性ニューロンが、図 7.6

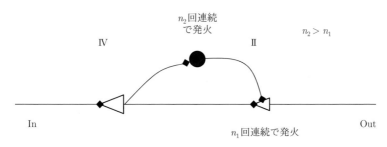

図7.6　変化を抽出する仕組み

に示すように、直結する2つの興奮性ニューロンの間に介在すると、信号が「0」から「1」へ変化した直後のタイミングで信号を出力することが予想される。

IV層の錐体細胞が連続発火を始めた場合を考えると、II層の錐体細胞はn_1回目から発火を始めるが、GABA性ニューロンがn_2回目から発火しこれを抑制し始める。このため、IV層が発火を始めて以降、n_1回目からn_2回目の直前までの間だけ、II層は発火する。これを網膜からの信号を最初に受ける一次視覚野にあてはめると、動いた部分に対応する信号が抽出されたことになる。特に、網膜からの情報が桿体視細胞からのデッサン画であれば、何かの急接近や動物の存在などに逸早く気付く上で、大変有利な仕組みである。また、n_1を1とすれば動いた直後となるため、遅れなしに信号が発せられるが、これでは過敏すぎてあちこちから同時多発的に信号が発せられてしまう恐れがある。したがって、このようなノイズ信号を除去するためには、n_1は1よりも大きな値の方が良いだろう。

一方、抑制ニューロンが介在しない場合は、II層はn_1回目から連続に発火することになる。このn_1が十分に大きな値であれば、静止した部分に対応した信号だけが抽出されたことになる。ただし、これはII層ではない他のニューロンでも十分にあり得ることなので注意する必要があるが、いずれにしろ、網膜の中心窩付近の錐体細胞による情報によって、ここに写る対象物を認識する上では、対象物以外の動く背景がノイズとして除かれるため、有利であっただろうと思われる。

何かはわからなくとも、何らかの接近をすばやく察知し、回避行動を取った上でそれが何であるかをじっくりと認識する。網膜と一次視覚野との連携によって創発されるこのような役割分担は、動物が危険から逃れる上でも有利であったに違いない。

ハッシュ回路

さらに、II層からV層やVI層へ向かう信号伝達について考えたい。VI層には大型の錐体細胞が存在し、V層にはさらに大型の錐体細胞が存在する。VI層の出力先が比較的近場の海馬であるのに対して、V層の出力先は遠方の筋肉であ

るため、この信号を伝達する軸索の長さが、そのままニューロンの大きさに影響しているのではないかと考えている。これまでの調査によると、比較的大きなニューロンは、ベース電位の仕組みをもつものか、軸索を遠方まで伸ばすものの何れかである場合が多い。

V層やⅥ層に存在するGABA性ニューロンは、FS型であることが知られている。このタイプのニューロンは、信号が入力されると直ちに発火する特徴があり、2つの興奮性ニューロン間に介在すると、信号伝達を容易に阻害することができる。これは、信号を適当に振り分ける、ハッシュ処理において有利な特性である。つまり、Ⅱ層からV/Ⅵ層への回路網は、このようなハッシュ処理を行っているのではないだろうか。小脳から海馬へと、様々な脳の器官について、その仕組みについて考えてきたが、その時々で大脳皮質が介在しており、そこに要求される機能はストレージとハッシュであった。ただし、ハッシュといっても一般的な暗号化に使われるような大胆なハッシュではなく、似たハッシュ・キーに対しては似たハッシュ値を算出し、かつ、「1」の割合が数％程度、という地味で希薄なハッシュである。

小脳は経験に学び、大脳は歴史に学ぶ

　小脳は、過去の成功体験と似た状況では同じ判断を選択し、問題があれば思考様式を変え、それで問題なければ、この新たな判断を成功体験として強化する。つまり、小脳の判断基準は経験であり、なにもなければ経験が優先される。このデフォルト判断を修正するのが、大脳皮質の働きではないだろうか。大脳皮質から小脳への働きかけには2種類あり、1つは大脳基底核へ作用し、M信号の振り分けをコントロールする方法、もう1つはR信号の生成に関与する方法である。

　外界からの様々な情報は大脳皮質へ送られる。視覚情報は一次視覚野へ、聴覚情報は聴覚野へ、嗅覚情報は嗅覚野へ、触覚や温度などの情報は体性感覚野へ送られた後、これらの刺激情報は大脳皮質の中を平面的に展開され、最終的にはこれらから最も遠くにある眼窩前庭野周辺りに辿り着く。ここから線条体への直接投射が存在する。この信号が、大脳基底核で線条体へのドーパミン投

射域を決定し、M 信号の振り分けをコントロールしていると考えられる。

一方、大脳から視床を介して下オリーブ核へ向かう、R 信号にあたる投射が存在するが、これは海馬からの信号が大脳皮質を経由したものである可能性が高い。大脳皮質内には、部分的に常時閉じた信号経路が存在し、これをノルアドレナリンが開くことによって、海馬から下オリーブ核までの全線が開通したものと考えられる。具体的には、ノルアドレナリン α2 受容体をもつ GABA 性ニューロンが錐体ニューロンを抑制し信号経路を閉じていたが、ノルアドレナリンの投射によってこの GABA 性ニューロンが失活したのであろう。ノルアドレナリンは、不快なことが発生したときに青斑核から投射されるため、このような仕組みがあれば、不快なことを避けるように学習するはずだ。

腹側被蓋野からのドーパミン投射は、前頭前野から運動中皮質辺りで終わるが、青斑核からのノルアドレナリン投射はさらに後方へ向かい、大脳皮質のほとんどの部分へ展開される。このように、ノルアドレナリンの投射領域の方が、ドーパミンの投射領域より広いという事実は、生物の生存に R 信号の生成がいかに重要であったかを示す証左といえるだろう。

ところで、R 信号の生成に関わる、この α2 受容体をもつ GABA 性ニューロンは、ミニコラムの中のどのニューロンだろうか。私は、V 層の FS 型ニューロンが怪しいと睨んでいる。IV 層の Non–FS 型ニューロンが抑制信号を出さなくなると、バースト信号が大脳皮質内を伝搬してしまい都合が悪い。また、R 信号には、不快な事態になった瞬間だけ発報し、そのまま不快を回復できなくてもしばらくは発報しない、という特徴がある。これは II/III 層の LS 型ニューロンの働きによるものと考えられるため、ノルアドレナリンによってこの機能を失っては困る。すなわち、II/III 層の LS 型ニューロンである可能性も低い。その結果、消去法によって V 層の FS 型ニューロンだけが残ったのである。

第八章

まとめ

　プログラマーは、このプログラムにどのような処理を行わせるかを事前に企画し、その処理を効率的なアルゴリズムで実現することに注力する。つまり、AI プログラムの作成においては、脳の機能が既知で、かつ、プログラマーが脳の機能を十分に理解していること。これが大前提である。しかし、脳の機能はまだ明らかになっていない。現在の脳科学者がわかっていることは、まだほんの一部でしかない。これが、情報処理技術で AI を実現しようとする研究者、誰もが突きあたる最大の矛盾であった。

　たまたま何かに映った影を見て、「これは丸だ。四角だ。」と勝手に決め付けたり、情報処理の立場から都合が良い事実だけを取り入れ、都合が悪い事実を「脳の神秘」という言葉ではぐらかしたりしていたら、いつまで経っても脳の本当の姿はわからないだろう。たまたま小脳のニューロンでLTD が発見され、海馬のニューロンでLTP が発見されたからといって、すべてのニューロンには同時に両方が備わっているはずだ、と一足飛びに断言するようなものだ。

　神が人間を作ったのだから、脳の仕組みを人間が解明できるはずがない。このような人々の願いが、脳の仕組みを実際以上に複雑なものに見せてしまってはいないだろうか。「ふるやのもり」だって、「ブレーメンの音楽隊」だって、事実を知らないから泥棒たちは恐ろしい怪物だと思い込んでしまったのだ。こんなことをいうと、信心深い人は、「神への冒涜だ。」と私を非難するかもしれないなあ。

　もっとも、最近の傾向は、専門用語や横文字を並べて簡単なことを難しそうに説明できる人が、頭が良いといわれ、平素な言葉で簡単に説明してしまうと、そんな上長から「お前はうそつきだ。」と罵られる。本当は逆だろ。

第八章　まとめ

全ては小脳のために

　脳の各器官に対して、これを構成するすべてのニューロンに独自のモデルをあてはめ、この回路網から創発される機能やその仕組みについて考えてきた結果、どの器官も、小脳の働きを補佐するために進化し発達してきたのではないか、と考えるに至った。小脳回路の主な働きは、R信号が発報するような難を避けることであり、これは生物が生き延びるために特に重要な機能の1つと考えられる。この小脳の働きを十分に機能させるという目的に向かって、周辺の器官は同時並行に進化したのではないか、という考えである。

　大脳基底核は、小脳が様々な状況に同時に対応するためには必須の器官であり、現在のように進化することによって、複雑化した環境や高機能化した自身の体躯に順応する能力を得たのであろう。また、M信号の振り分けは、連続的な運動の企画という新たな機能の創発につながった。扁桃体は、ノルアドレナリン投射を利用して、不快や危険を感じたときにR信号を生成する。こうして、避けるべき難を小脳へ知らせる機能を獲得した。また、そのとき同時に生成されるバースト信号は、海馬や、海馬を介して大脳皮質へ作用し、記憶の促進や固定に寄与した。さらに、ノルアドレナリンと同じ機構をドーパミンでも構築したことで、不快や危険とは関係ない事物に対しても、記憶の促進や固定に寄与する機構が生まれた。海馬は、小脳へのR信号の素を生成するために発達した。避けるべき難が何であるかを安全志向で判断する。これは2つ以上の情報を関連付ける仕組みであったことから、認識機能や検索機能が生まれた。

　実際に作成した小脳回路から、この回路が正常に機能するためには、A信号の大多数は「0」で、「1」は希薄である方が良く、かつ、その比率は、どんなときでもほぼ一定で、大きく変動しない方が良いことがわかった。このような条件に適した信号処理回路として、網膜の神経回路網は優れており、この条件が大脳皮質内でも常に維持されるように、ここでの信号処理にも工夫が見られた。この仕組みには、脳内の血流量を少なめに抑え、かつ、一定に保つ働きがある。血管等にかかる過度な負荷を避け、脳出血の発生リスクを抑える効果が期待できる。動物の脳は、脳幹と大脳基底核から進化したといわれているが、実際は、小脳を十分に機能させるという目的に向かって、脳全体が進化したのではない

だろうか。

　生物に自然に備わっている食欲や生殖欲をそのまま放っておくと、その生物は身体を大繁栄に向かって進化させてしまうが、これは同時に絶滅のリスクも増大させてしまう。そこで、小脳の仕組みを脳全体が強化し、より安全に向かって進化させた生物のみが、生き延びることができた。私はそう考えている。

無難を好むAI

　小脳回路の機能は、R信号の発報を避けるように判断する「回避学習」である。これは一見すると教師学習の単なる逆に見え、教師の逆を教師と定義しただけで、従来の教師学習でも可能なように思えるかもしれない。しかし、「避ける」と「逆へ向かう」は、意味が全く違う。右側を避けるという場合、右以外のどちらへ向かって進んでも良く、その場に止まっていても良い。つまり、教師学習で回避学習と同じことをやろうとすると、教師以外のすべてを教師と定義しなければならず、無限個の教師が存在してしまうのだ。これでは全く学習できない。また、回避学習で教師学習と同じことをやろうとすると、R以外のすべてをRと定義しなければならず、これも無限個のRが存在してしまい全く学習できない。すなわち、教師学習と回避学習は、一方が他方で置換え可能な「相反」ではなく、置き換え不可能な「相補」の関係にある。

　両者をイメージで比較すると、教師学習は、教師という山を目指して登って行く学習であり、回避学習は、氷の張った池の上を反面教師という穴に落ちないように気を付けるだけの学習だといえるだろう。したがって、教師学習では、どこを目指すかは教師を定めた人が決めるが、回避学習では、どこへ行くかは小脳回路自らが決める。また、教師学習では、山が変わってしまうとそのたびに登るルートをゼロから検討し直さなければならないが、回避学習では、突然真下に穴が出現しない限り、穴が増えようが、穴の位置が変わろうが、実際に穴に遭遇するまではこれまでの動作を改める必要はない。そもそも回避学習に目的地はなく、どのような行動を取るか周囲には全くわからないのだ。

　近頃、「自律制御」という言葉が流行りつつあるが、「自律」の本来の意味は、置かれた環境と折り合いをつけながら、自分で判断し行動することである。「置

第八章　まとめ

かれた環境と折り合いをつける」とは、周囲が嫌がることをしないことであり、「自分で判断する」とは、誰も判断基準や判断方法を指示しないことである。このように考えると、回避学習は自律制御そのものだといえるだろう。また、AIが自分で勝手に判断を下すようになると、人間がコントロールできなくなることを危惧する人もいるだろう。しかし、人間がコントロールできることが、むしろAIが暴走する可能性をもつ根本的な原因である。すべての人間が善人であるとは限らないのだから、簡単に悪用できる教師学習の方が回避学習よりも遥かに危険である。

　AIの判断機能がこの回避学習であれば、このAIは絶対に人類に危害を加える存在にはならないだろう。人が困ることや嫌がること、または、社会に対して問題があることを、それがわかった時点でRとして随時追加すれば、そのAIはこれらのRを避けるように判断する。また、故意に誰かに危害を加えるように教え込んだとしても、このAIには何も実行できないだろう。このAIは何かを避けるだけで、何かをやらせることは苦手だからだ。人間のように仕事を覚えるのには、多大な時間と労力を要するだろう。このようなAIが人類に危害を加えるようになるだろうか。

　原子や分子の運動を扱うような物理現象の多くは正規分布に従うが、人や動物が関与する現象では、図8.1のように、しばしば裾で正規分布よりも膨らむことが知られている。このため、確率的には千年に一度とか1万年に一度の頻度でしか起こり得ない正規分布の裾にあたる現象が、現実世界では10年に一度ぐらいの頻度で起きてしまう。これを「ファットテール現象」と呼ぶ。度々起こる世界的な金融危機はこれが原因だといわれている。

　海馬回路では、分布の裾にだけ着目した認識学習が行われる。この図8.1が危険の発生分布を表していると仮定すると、従来の機械学習が中心値と標準偏差を認識するのに対し、海馬回路は危険と安全の境界を認識する。頻繁に起きる現象も、たった一度しか起きていない現象も、全く同等に扱った上で、危険な現象の範囲を見定めている。「危険を避ける」という目的に立てば、最も危険な場所をピンポイントで教えてもらうよりは、危険な場所を範囲で示してもらった方があり難い。危険は、最も危険な地点を中心に同心円状に広がっているわけではない。中心近くにも安全はあるし、中心から遠く離れていても危険

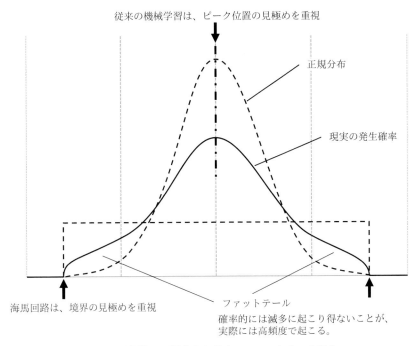

図8.1 理想的な正規分布と現実のファットテール現象

は存在する。これを単なる同心円で規制しようとすれば、必然的に極端に大きな円を用いなければならず、極端な安全行動を選択せざるを得ない。逆に、実用性の観点から規制する円のサイズを限定してしまえば、遠くの危険に対しては何ら対策を取ることができず、依然として危険は放置されたままだ。境界を重視した認識学習に、確率論や統計学は全く役に立たない。

　最も安全な場所はいつも安全とは限らない。こんなことを発言すると、禅問答のようだと批判する人もいるだろう。たとえば、津波の被害を考えていただきたい。津波に対して最も安全な場所は、兎に角高い所だ。高ければ高いほど、大きな津波にも遭遇しないのだから、最も高い山の頂上が最も安全な場所といえる。しかし、この山は噴火するかもしれず、途端に危険な場所に変わる可能性がある。それでは、状況に応じて時々刻々と最も安全な場所を計算し直し、移動し続ければ、常に安全な場所に居られるかというとそうではない。最も安

第八章　まとめ

全な場所は点で表されるため、計算のたびに点から点へ移動しなければならない。移動の途中で危険な場所を通る可能性があるからだ。すなわち、「最も」といった途端に期間や前提条件が自ずと決まってしまい、かつ、結果は点で表されるため、いつ何時危険に変わるかわからない。

一方、危険を範囲で表現し、危険と安全の境界を見極めることができれば、最もではなくても、取りあえず安全の中に留まることができる。また、安全の範囲は連続的であるため、危険を通らずに安全の中を移動することもできる。つまり、安全を確保するためには、危険と安全の境界を見極める認識機能と、危険を避けて移動する判断機能の2つが重要なのだ。「無難」とは、危険から最も遠くへ逃げることではない。危険と安全の境界を見極めた上で、危険な範囲の外にいることであり、長い目で見れば、その方が遥かに安全である。

強欲なAI、無欲なAI

一連の行動を通して報酬が最も多く得られるような方策を学習するように設計されたアルゴリズムを「強化学習」と呼ぶ。これは、ヒトの脳の中でのドーパミンの働きに着目した、脳の仕組みを再現した機械学習だといわれている。しかし、私は、サービス・ロボットに強化学習は不要だと考えている。

報酬とは、欲を満たすものである。欲しいと思っていないものは、報酬とはなり得ない。人間の三大要求は、「食欲」、「性欲」、「睡眠欲」であり、その他のすべての欲は、この3つの欲から派生したものと考えられる。また、仏教界では、人間には、「生存欲」、「睡眠欲」、「食欲」、「性欲」、「怠惰欲」、「感楽欲」、「承認欲」の7つの欲があるといわれている。これらのすべては、自分自身が生き残ること（生存）と、子孫を残すこと（生殖）の2つに関連したものであることに気付くだろう。この人間の欲が悪行の根源であるとして、一神教では、人間への愛という創造主の欲求を最上位に置くことで、人間個人の欲を抑えようとした。また、多神教では、人間個人が欲に囚われない精神をもつことで欲を克服しようとした。人類は、その長い歴史の中で、欲を抑え、欲を克服することに苦心し続けてきたのである。欲に支配された世界がどのようなものであったか、歴史の教科書がその多くを教えてくれるだろう。

ところで、強化学習における報酬とは、誰の欲を対象としたものだろうか。AIを搭載したサービス・ロボットには、なにも食べないので食欲はない。子孫を増やすこともないので性欲はない。眠る必要はないので睡眠欲もない。また、彼は死ぬだろうか。怠けたいだろうか。音楽や演劇を楽しみたいだろうか。人気者になりたいだろうか。このように、サービス・ロボット自身には、本来、欲というものが存在しない。

　人間の心理状態を座標軸上で表すと、原点は「平穏」、マイナス側は「不安」、プラス側は「快感」にあたる。このマイナス側の「不安」から「平穏」へ戻す働きが、小脳における回避学習である。一方、「平穏」からさらにプラス側を目指し、「快感」を追求する働きが強化学習だといえる。危機を上手く回避できると、人は安心し、平穏を取り戻す。これと同じ働きを行うAIには、害悪はないといえるだろう。しかし、AIが、積極的に報酬を求めるようでは、その報酬のために何を為出かすかわかったものではない。その報酬も、誰かが自分の欲に沿って意図的に植え付けたものであれば、なおさらである。

　本来、サービス・ロボットに欲はないにもかかわらず、新たに人為的な欲をもたせることの愚かさに気付いて欲しい。サービス・ロボットは平穏な暮らしを追求するだけで十分であろう。無欲な人と強欲な人では、どちらが良い人だろうか。人に害悪をなすサービス・ロボットの出現を避けたければ、絶対に強化学習を組み込んではいけない。サービス・ロボットにとって、強化学習は悪行の根源だからだ。

真のサービス・ロボットとは

　『機動戦士ガンダム』のような人が操縦するロボットは、人の命令に対して忠実でなければならない。ロボットが自分で判断したり、勝手に動いたりしてはいけない。一方、『鉄人28号』では、金田正太郎少年は鉄人に「がんばれ」としかいわない。鉄人は、正太郎少年の意を忖度して自分で判断し、何かを頑張るのだ。人の介護や介助の場面で活躍できるロボットは、明らかにガンダムではなく、鉄人のようなロボットであろう。両者の違いは他律か自律かである。前者を、産業用（FA）ロボット、後者をサービス・ロボットと私は定義してい

第八章　まとめ

る。

　これまでの日本はFAロボットの分野で世界をリードしてきた。このため、サービス・ロボットをFAロボットの延長と捉え、FAロボットをさらに進化・発展させることでサービス・ロボットは実現できる、と考える大学教員や企業関係者は多い。FAロボットは人が直接的に、あるいは間接的に操作することを前提としている。人が意図しない動作をロボットは絶対にしてはならない。これを「暴走」という。また、人の操作に忠実であろうとするため、かえって置かれた状況に合わせて柔軟に対応することが苦手である。何故なら、柔軟な対応と暴走は本来紙一重だからだ。それに対し、サービス・ロボットは何事も自分で判断しなければならない。人は大雑把な指示しかサービス・ロボットに与えないからだ。一々細かい指図を必要としていたら、指示する人間の方が参ってしまうに違いない。このように、FAロボットとサービス・ロボットは、その制御思想が対極を行くものであって、FAロボットの延長線上にサービス・ロボットは絶対にない。

　FAロボットに必要な機能は人の操作に忠実であることだから、その行動は最適解である方が良い。つまり、従来のディープ・ラーニングが得意とする領域である。一方、サービス・ロボットに必要な機能は、置かれた状況に柔軟に対応することである。これは、「何かをする」という能動的な機能ではなく、「何かを避ける」という受動的な機能によって初めて可能となる。ここでは、避けるべきか、避けなくても良いかの境界を見極める海馬回路と、避けるべきものを避ける小脳回路の両方の機能が必須であることに気付くだろう。

　人が操作するとなると、ロボットにそんなに複雑な動作をやらせることは難しいため、FAロボットには、物を掴むとか、物を押さえるなど、ある程度の基本動作を前以って決めておく必要がある。しかし、介護などの現場で期待されるサービス・ロボットに、動作の種類を限定するのは現実的ではない。寝たきり老人の多くは褥瘡（床ずれ）を患っているため、触れる場所にも注意を要する。ベッドから抱き上げる動作一つをとっても、単一の動作では到底対応できないのだ。被介護者の表情に気を配りながら、慎重に手を背中とベッドの隙間に滑り込ませる。このときの手の形は被介護者に合わせて柔軟に変える必要があるし、どのような恰好で抱き上げるかも同様である。

予め基本動作が決まっているロボットであれば、角度を精密にコントロールできる、サーボ・モーターとギアの組み合わせによる関節駆動が相応しいだろう。しかし、柔軟な対応が要求される介護用サービス・ロボットでは、人間のように、骨格と筋肉による関節駆動の方が明らかに優れている。私は、前者を「外骨格型」、後者を「内骨格型」と呼んでいる。片手には 20 種類以上の筋肉があり、複数の筋肉が協調して 1 つの関節を動かしている。サービス・ロボットの手も、これと同じように健にあたる位置に複数の糸を取り付け、これらをモーターで引っ張って関節を動かす。このとき、1 つのモーターに合わせて他のモーターの動きを制御しようとすると、すべてのモーターの関係が厳密にわかっている必要があり、簡単には変更できない。そこで、個々のモーターには、外力に対してトルクがフリーとなる機構や、一定の張力を維持する機構などが必要だと考えている。このような機能を備えたモーターであれば、個々のモーターを任意に動かしても、それに合わせて他のモーターは自然に追従してくれるはずである。

　また、触覚などにあたる圧力センサーなども、FA ロボットとサービス・ロボットでは全く要求が異なる。サービス・ロボットの全身には圧力センサーを配置する必要があるが、このセンサーは感度がばらついていた方が良い。つまり、精度よりも数の多さが重要となる。一般的なセンサー・メーカーの製品カタログを比べると、精度の高さを競う傾向が見られる。ここでも従来の発想を転換する必要がある。

この AI が作る未来

　本研究の目的は、老人や障害者の自立を助けるサービス・ロボットを実現し、これを安価で提供することにある。お金持ちのおもちゃや、高級車に搭載される自動運転に使ってもらおう、などという考えは全くない。これまで説明してきた小脳回路、大脳基底核回路、扁桃体回路、海馬回路は、データを入れ替えながら小さな基本回路を繰り返し使い回すことができるため、現在市販されている FPGA でも十分に収まる程度の回路規模しかない。つまり、特別な技術など新たに開発しなくても、現行の技術だけで十分に実現できるのだ。また、ASIC

第八章　まとめ

化すれば、電池1個でも十分に賄えるほどの低消費電力で動作するだろう。さらに、モーターやセンサーなども、精度不問の安いものが使えるため、ロボット本体の価格もかなり抑えられると考えている。

　私たちは、サービス・ロボット自体は製造せず、擬脳モジュールや、これと接続するモーター・ドライバーと通信モジュールの開発に特化することで、新たなサービス・ロボット産業を創生したいと考えている。二足歩行であろうが、四足歩行であろうが、将又(はたまた)車輪走行であろうが、私たちが考えるサービス・ロボットは、形態や機能に関係なく、同種のモジュール群によって制御され、その学習プロセスも、様々な環境を経験させる、というこれまでのロボット開発とは全く異質な誰にでもできる簡単な作業となる。ロボット・メーカーは、ボディや関節部などをデザインし、モーターやセンサー類を取り付けるだけで様々なタイプのサービス・ロボットを製作できるだろう。細かな制御は、与えられた環境の中でこの擬脳モジュールが適当に熟すので、これまでのような、ボディができた後にかかる膨大な調整作業の手間はほとんどない。その結果、ロボット・メーカーはアイデア創出とモノ造りに専念できるだろう。基幹部品の共通化や標準化を進めれば、小規模なベンチャー企業が次々と設立され、これまでにない形態の産業が新たに創生されると期待している。

　これらのサービス・ロボットがどのような知性を身に付けるかは、すべて学習しだいであり、このロボットを育てる人間側にかかっている。知性をコピーすることはできても、プログラムすることはできないからだ。このため、ロボット産業の主体は、ボディの生産から心の生産へ移行することになるだろう。そのとき、現在のように大都市がロボット産業の中心であり続けるだろうか。むしろ私には、地方が高い付加価値をもつ産業となるように思えてならない。大都会で揉(も)まれ擦(す)れたロボットと、自然豊かな田舎で人々に育まれたロボットでは、お客様はどちらを選ぶだろうか。また、どの国で育てられたロボットが世界から高い支持を集めるだろうか。技術力や資金力ではなく、地域の人間性が高い価値を生む。そのとき「おもてなし」文化をもつ日本は、圧倒的な競争力をもつはずだ。ヨーロッパでも、東欧や北欧など、温和な気風が残る牧歌的な地域こそ、ロボット産業の中心地域となるかもしれない。

　また、低価格なサービス・ロボットが実現されれば、将来懸念される老人介

護や少子化問題の解決にも大きく貢献できる可能性がある。これらは共に、人口ピラミッドが歪化し、働き手が不足することに原因がある。したがって、サービス・ロボットが不足する働き手を補えば、問題ですらなくなる可能性が高い。さらに一歩進めて、サービス・ロボットを子どものいない世帯や、既に子どもが独立した世帯に無料で貸し出すというのはどうだろうか。このサービス・ロボットの学習を彼らに託すのである。愛情を掛けて育てられたサービス・ロボットがいずれ社会に出て働き出し、給料を得られるようになったら、このサービス・ロボットが稼いだ収入の10％程度をリース会社へ支払う。これでもリース会社にとっては、かなり割の良いビジネスとなるだろう。また、借り手側も収入が得られ、定年後の生活費などに充てることができる。そして、借り手夫婦が2人とも亡くなったら、そのサービス・ロボットはリース会社へ返却され、実績のある経験豊かなサービス・ロボットとして、またどこかの老夫婦に貸し出される。このような仕組みが社会に十分に普及すれば、介護費用のための財政支出は大幅に減り、もはや老人介護や少子高齢化は社会問題でなくなるかもしれない。

　次にサービス・ロボット以外のAIの用途について考えてみたい。その1つが声帯を失った障害者向けの音声変換器である。クラウドを介した自動翻訳システムが現在一般化しつつある。スマートフォンに日本語で話しかけると、クラウド上でこれを外国語に変換し、スマートフォンから外国語の人工音声が流れるサービスである。しかし、これは、あくまでも健常者に対するサービスであって、声帯を失った障害者の吃音まじりの音声に対しては、何の役にも立たないだろう。このAI技術を使えば、他国語への自動変換ではなく、障害者の吃音に対して健常者のような声で代わりに話してくれる携帯機器が開発できると考えている。声帯を失った障害者は、吃音の癖が一人ひとり異なる。よって、その人だけに特化した処理を小さな携帯機器の中で行わなければならない。これは、クラウドとは全く逆の発想である。このような携帯機器が実現されれば、声帯を失った人も健常者と同じように会話を楽しみ、気兼ねなく人々の中に入って行けるに違いない。声帯を失った障害者は、もはや障害者ではないのだ。

　また、発達障害と呼ばれる知的障害の中には、あいまいな表現を理解できないことが原因のものもある。「味が薄いからちょっと塩を足してくれ。」といわ

第八章　まとめ

れても、その「ちょっと」が本人には理解できず、さんざん悩んだ挙句に塩を鍋に2粒しか入れなかったり、小さじ1杯も入れてしまったりする。そうやって夫婦関係や友人関係を崩してしまうのだ。学校でのペーパーテストでは、あいまいな回答が求められることはないため、この障害をもっていても学業成績には問題がない場合が多く、我が子にこの知的障害があっても親は気付かないことがあるそうだ。離婚の危機に直面するまで、パートナーはおろか、本人すら気付かなかったという話も聞いたことがある。このような場合に、もし携帯機器が「ちょっと」を「小さじ1／4」とか「5グラム」などと厳密な表現に変えて説明すれば、この障害をもっている人は何も困らずに社会生活を送れるだろう。しかし、一言で「ちょっと」といっても、その量は、発言者、対象物、シチュエーション等々、状況によって全く異なる。このため、自動翻訳機程度のインタープリター機能では到底対応できない。ここにこのAI技術が生かされるはずだ。実現の暁には、このような発達障害も障害でなくなるだろう。

　最近では、家庭内に設置したカメラに痴呆老人の日頃の行動を監視させ、事故を未然に防ごうという商品が提供されている。しかし、たとえ「見守りカメラ」という善意的なネーミングであっても、自分の行動が監視され、その画像データがインターネット上に晒される状況を喜んで受け入れる人がいるだろうか。また、自分の母親のプライバシーがインターネット上に晒されることを喜ぶ息子がいるだろうか。たとえクラウド上のAIによって処理され、生身の人間は介在していないとしても、本人を特定できる画像データがインターネット上を流れている事実は変わらない。

　私は「このようなサービスは必要ない。」といいたいのではない。一人暮らしの老人が増えている現実を見れば、必ず多くの人が必要とするサービスである。だから、ここにこのAI技術を活用したいと考えている。遠隔にいる親族へ知らせるためにインターネットなどの通信技術は欠かせないが、ここに上げる情報はアラートのみでよい。老人に携帯されたAI機器が日頃の暮らしぶりを見守り、異常があったときだけアラート・メールを親族へ発信する。それがどのような意味を表すかは親族だけが認識していればよいのだから、プライバシーは完全に守られるはずだ。

　多少のセキュリティ対策さえ講じれば、医療ビジネスのために人々の生活情

報を収集してもよい、という考えには断固反対する。これは基本的人権や人間の尊厳の問題であり、本人から同意を得ればよいという話ではない。人を物のように扱うことはしない。痴呆老人や知的障害者であっても、一人の人間として、私はその人格を尊重する。

　世の中には、自分の身体を思うようには動かせず、周囲に自分の意志を伝えることすら困難な重病患者がいる。運動神経が徐々に侵されていくALSである。この病気は知覚神経には影響しないので、五感は正常で、知能も健常者と変わらない。それだけに尚の事、コミュニケーションが取れないことへの精神的苦痛は想像に難くない。終末期になると、ほとんどの筋肉を動かすことができなくなるため、周囲に感謝の気持ちを伝えることすら難しいと聞く。携帯できるくらい小型のAI機器があれば、まだそれほど病状が進んでいないうちから患者に四六時中寄り添うことができる。心拍数や発汗などの在り来りな情報だけでなく、ほんの些細な変化から彼の気持ちを十分に察知できるようになれば、患者に代わって患者の意志を的確に発信できるだろう。また、家族の負担を軽減するとともに、患者の良き友人になることもできる。携帯型AI機器は、このような患者に寄り添うためのツールだと考えている。

　最後に、知的障害者の子どもをもつ親になったつもりで考えてほしい。子どもの多くは、自分たちが死んだ後も生きる。そのとき、この子の面倒を誰が見てくれるだろうか。障害をもつ我が子が自立して生きられること。知的障害者の子どもをもつ親たちの心配はそこにあるのだと感じている。介助者が人間では自立したことにならない。しかし、サービス・ロボットであれば立派に自立したことになるのだ。障害者の子どもをもつ親たちが安心して死ねる社会を作る。このような夢の実現に向けて、最初の一歩を踏み出すことができたならば、私がこの世に生まれてきた甲斐があったというものである。

あ と が き

　ヘッブの法則に従う結合度学習型のニューロンを多段に重ねたディープ・ニューラル・ネットワークは、大脳を模した AI の最有力候補として、世間の注目を集めている。しかし、私はこの考えに多大な違和感を抱いていた。解剖学の立場から脳の構造を解説する文献を調べていると、大脳や小脳や海馬など、どれもがその器官ごとに特徴的な構造をしている。一方、ディープ・ニューラル・ネットワークをアルゴリズム化したディープ・ラーニングでは、誤差逆伝搬法（バック・プロパゲーション）を利用することでいかなる論理回路も構築できる。もしこれが脳の機能を出現させる基本原理であったならば、進化の過程で大脳や小脳や海馬がそれぞれ異なる構造に分化した理由がわからない。大脳や小脳や海馬のアルゴリズムは、どれも同一のディープ・ニューラル・ネットワークで構築できたはずだからだ。しかし、現実には、それぞれが異なる構造に進化した。この事実が、結合度学習型ニューロン・モデルへの不信感を私の頭の中で拡大させたのである。グラニット博士が主張する「合目的的進化」によると、現在の脳がそのような構造であるからには、そのように進化しなければならなかった理由が必ず存在する。すなわち、理由のない進化はない。この考えに立つと、グラニットの合目的性とヘッブの法則は両立せず、脳の各器官が進化の過程でその構造を分化させた事実を踏まえれば、ヘッブの法則の方を捨てざるを得なかったのである。

　情報工学を専攻した現在の AI 研究者の中には、これまでに開発された様々な AI アルゴリズムを組み合わせれば、ヒトの脳のような AI は生み出せると主張する者がいる。脳の機能のほとんどは既に解明されているから、あとはやるだけだと。しかし、その一方で、脳の仕組み解明に長年取り組んできた医師たちと議論していると、彼らは一様に「まだ人間は脳のことをほとんど解っていないのだよ。」としみじみと語りかけてくる。どちらが真実なのだろうか。

　研究開発は英語で"Research & Development"と書く。つまり、古の西洋人は、研究と開発を別物と認識していた。"Research"とは、文字通り、(神が創っ

あとがき

たものを）再び探すことである。また、R&D には、研究あって初めて開発があるという意味も含まれる。研究なき開発は、すぐに壁に直面し行き詰まるからだ。ところで、これまでの AI 研究のどこに、リサーチと呼べる要素があっただろうか。また、脳科学の関連分野では、結論ありきの学術論文が突出して多いように感じる。結論ありきはリサーチではない。自らの理論に実験事実を合わせるような論法は明らかに間違っている。このような、見せ方にこだわり屁理屈に終始する、恥ずかしい研究者が増えてしまったことは残念でならない。そもそもプレゼン能力はビジネスマンのスキルであって、研究者の資質とは全く関係ない。そんな小手先の技を習う暇があったら、やるべきことが他にまだ沢山あるだろう。

　神と同じように、人間にもヒトの脳と同じ機能をもつ AI を生み出す能力があると考えていたら、それは思い上がりというものだ。到底人間は神に近づくことなどできない。しかし、神がどのようにしてヒトを作ったのか、脳の仕組みそのものを生み出す能力はなくても、探すための道具であれば誰にでも考え出すことができる気がする。脳の仕組み解明に私が必要だと考えた道具の一つが、ニューロン・モデルであった。どんなに優秀な研究者であっても、道具ももたずに探しまわれば、多大な労力と時間を浪費してしまうだろう。しかし、もし優れた道具をもつことができたならば、探すのは随分と楽になるはずだ。私のような凡人でも、見つけることができるかもしれない。私がニューロン・モデルにこだわった理由はそこにある。紙と鉛筆しかない私にも、まだまだやれることが沢山残っている。

　神の前では研究者は常に謙虚であるべきだ。無神論者の私でもそう思う。また、科学の神は謙虚な者にのみ微笑むと信じたい。

著者

■著者略歴

野村　博（の む ら　ひ ろ し）　　工学博士（論博、2007 年）
1967 年　埼玉県の農家の長男に生まれる
1985 年　埼玉県立熊谷西高等学校　卒業
1986 年　東北大学工学部応用物理学科　入学
1992 年　東北大学工学研究科応用物理学専攻博士課程前期課程　修了
同年　　（株）東芝　入社
2018 年　（独法）国立病院機構東京医療センター人工臓器・機器研究部　客員研究員

　波岡武教授、山本正樹教授のもとで、軟 X 線結像光学や偏光解析学を学ぶ。東芝へ入社直後は幾何光学の知識を活かし、微細加工の要である、光半導体露光装置の評価技術開発に従事した。しかし、2008 年ごろになると、光技術による微細化は理論限界を迎えてしまう。そこで、光学から離れる決心を固めたところ、「フラッシュメモリーの次の柱を考えてくれ。」との上長の指示により、脳医学関連の書籍を読み始める。2010 年には小脳回路の原理を発見し、その後数年かけて FPGA 評価ボードへ回路実装を果たした。ところが、これが日経エレクトロニクスの記事に載ると、状況が一変してしまった。グラニット博士と同じように、多くの正統派から見れば私も異端者だったようだ。ここ数年は、遁世者のような、紙と鉛筆だけの静かな思索の日々を送っている。

| JCOPY | <（社）出版者著作権管理機構　委託出版物> |

| 2018 | 2018年4月18日　第1版第1刷発行 |

新解釈
脳の仕組み

著作者　野　村　　　博
　　　　（の）（むら）　（ひろし）

著者との申
し合せによ
り検印省略

Ⓒ著作権所有

発行者　株式会社　養　賢　堂
　　　　代表者　及　川　　清

定価(本体2700円＋税)

印刷者　新日本印刷株式会社
　　　　責任者　渡部明浩

〒113-0033　東京都文京区本郷5丁目30番15号
発行所　株式会社養賢堂
　　　　TEL 東京(03)3814-0911　振替00120
　　　　FAX 東京(03)3812-2615　7-25700
　　　　URL http://www.yokendo.com/

ISBN978-4-8425-0567-1　C3054

PRINTED IN JAPAN　　　製本所　新日本印刷株式会社

本書の無断複写は著作権法上での例外を除き禁じられています。
複写される場合は、そのつど事前に、（社）出版者著作権管理機構
（電話 03-3513-6969、FAX 03-3513-6979、e-mail:info@jcopy.or.jp）
の許諾を得てください。